W0253453

SCHRIFTEN AUS DEM GESAMTGEBIET DER GEWERBEHYGIENE
HERAUSGEGEBEN VON DER DEUTSCHEN GESELLSCHAFT FÜR GEWERBEHYGIENE
IN FRANKFURT A. M., PLATZ DER REPUBLIK 49
HEFT 39

Gewerbestaub und Lungentuberkulose

Dritter Teil

(Kalkstein-, Quarzschamotte-, Schamotte-, Thomasschlacken-, Bleiweiß-, Baumwolltextil-Staub und Kühnsches Lungenpulver)

von

Dr. med. K. W. Jötten
o. ö. Professor, Direktor des Hygienischen
Instituts und der Staatlichen Forschungs-
Abteilung in Münster i. Westf.

Mit 55 Abbildungen

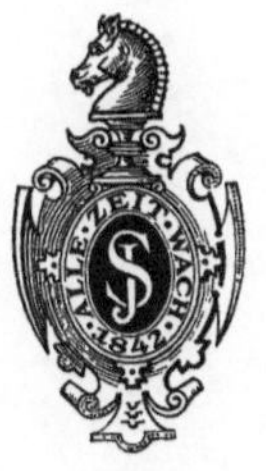

Berlin
Verlag von Julius Springer
1932

ISBN 978-3-642-93785-9 ISBN 978-3-642-94185-6 (eBook)
DOI 10.1007/978-3-642-94185-6

Alle Rechte, insbesondere das der Übersetzung
in fremde Sprachen, vorbehalten.

Aus der Staatlichen Forschungsabteilung für Gewerbehygiene beim
Hygienischen Institut der Westfälischen Wilhelms-Universität in Münster i. Westf.

Herrn Geheimen Rat

Professor Dr. K. B. Lehmann

dem Nestor der Gewerbehygiene

in Verehrung gewidmet

Vorwort.

Die in den ersten zwei Teilen, die in dieser Schriftenreihe als Heft 16 und 26 erschienen sind, mitgeteilten Versuche mit den verschiedensten Gewerbestaubarten in ihrer Beziehung zur Lungentuberkulose sind in der Zwischenzeit in ebendemselben Rahmen weiter fortgesetzt worden. Es wurden wieder einige Verbesserungen an der Apparatur vorgenommen und außerdem wurde eine große Staubkammeranlage erstmalig mit herangezogen, deren Herstellung uns dank des Entgegenkommens der Notgemeinschaft der Deutschen Wissenschaft resp. ihres Vorsitzenden Herrn Staatsminister a. D. Dr. Dr. Schmidt-Ott ermöglicht wurde, dem wir an dieser Stelle unseren Dank aussprechen möchten. Dieser Dankespflicht haben wir uns gleichfalls wieder zu entledigen gegenüber dem Reichsministerium des Innern bzw. gegenüber Herrn Ministerialdirigenten Professor Dr. Taute, der die Fortsetzung unserer großen Versuchsreihen durch Bereitstellung weiterer Forschungsbeihilfen zur Bezahlung von dringend notwendigen Hilfskräften usw. möglich machte. Diesen Dank haben wir dieses Mal auch auszudehnen auf das Reichsarbeitsministerium, dessen Ministerialdirektor Dr. Sitzler, Ministerialrat Dr. Bauer und Regierungsrat Dr. Nolte für unsere Absichten großes Verständnis und Entgegenkommen zeigten, und ebenfalls auch auf das Westdeutsche Tuberkulose-Forschungsinstitut, das uns einen namhaften Betrag zur Verfügung stellte. Ebenso wie früher haben auch wieder der Verein der Förderer und Freunde der Westfälischen Wilhelms-Universität und die Generaldirektion der Wickingschen Portlandzement- und Wasserkalkwerke AG. in Münster in liebenswürdiger Weise durch Darreichung von Forschungsstipendien und Unterstützungen anderer Art unsere Arbeiten in dankenswerter Weise gefördert. Besonderer Dank gebührt aber der Spinnerei und Weberei Niehues & Dütting in Nordhorn, die uns in jeglicher Weise bei der Anstellung unserer monatelang durchgeführten Versuche in den Fabrikräumen förderte und ebenso auch die Durchuntersuchung eines großen Teiles ihrer Arbeiterschaft ermöglichte. Und schließlich möchten wir es nicht versäumen, unseren Dank auch der Deutschen Gesellschaft für Gewerbehygiene auszusprechen, die auch dieses Mal wieder ihre Schriftenreihe in liebenswürdigster Weise zur Veröffentlichung unserer umfangreichen Berichte zur Verfügung stellte.

Münster i. Westf., im Juli 1931.

Der Verfasser.

Inhaltsverzeichnis.

I. Einleitung.

In zwei früheren Mitteilungen haben wir mit W. Arnoldi bzw. Th. Kortmann über unsere Versuchsergebnisse bezüglich der Einwirkung von verschiedenen Gewerbestaubarten auf die experimentelle Lungentuberkulose berichtet. Gleichzeitig hiermit wurden auch die Ergebnisse der bisherigen Forschungen und die schon vorliegenden älteren und neueren Literaturberichte und die entsprechenden statistischen Erhebungen zur kritischen Beleuchtung der gesamten Streitfragen mit herangezogen, und ebenso auch die Frage des Auftretens von Staublungen bei den verschiedenen Gewerbestauben berücksichtigt. In der ersten Mitteilung haben wir uns mit Stahlschleif-, Porzellan-, Kohle-, Kalkstaub und Ruß beschäftigt, und in der zweiten Veröffentlichung die Beziehungen von Zement-, Tabak- und Tonschieferstaub zur Lungentuberkulose näher besprochen und namentlich auch eine diesbezügliche Gefährlichkeitsskala der bis dahin ausgeprobten Staubarten ausarbeiten können. Das wurde uns dadurch ermöglicht, daß wir von uns spezifisch vorbehandelte sogenannte Tuberkuloseimmunkaninchen zu unseren Bestaubungsversuchen heranzogen, die über einen gewissen Durchseuchungswiderstand verfügten, wie wir ihn beim erwachsenen, schon tuberkulosedurchseuchten Menschen vor uns haben. Erst diese Versuchsanordnung erlaubte es uns, die Gefährlichkeit der verschiedenen Gewerbestaubarten in großen Parallelversuchsreihen gegeneinander auszuwerten und Ergebnisse zu erzielen, die durchaus mit den statistischen Erhebungen und praktischen Erfahrungen in Einklang zu bringen sind, wie es ja auch schon von Ickert im Anschluß an unsere erste Mitteilung (mit Arnoldi) betont worden ist.

Auf Grund unserer literatischen Erhebungen und Betrachtungen namentlich im Beginn unserer Versuche und dann durch unsere Beobachtungen an zwei Porzellan-, einem Zement- und einem Tonschiefergesteinstaub konnten wir uns von der großen Bedeutung der im Gewerbestaub eventuell vorhandenen freien kristallinischen SiO_2 besonders bezüglich der Beförderung der Lungentuberkulose überzeugen, ohne daß wir etwa, wie das aus der Telekyschen Kritik unserer zweiten Studie hervorzugehen scheint, den Anspruch gemacht hätten, diese grundlegende, seit mehreren Jahrzehnten bekannte Entdeckung auf Grund unserer eigenen Versuche gemacht zu haben. Das geht übrigens auch aus dem dem von Teleky herausgegriffenen folgenden Satz einwandfrei hervor, den er aber leider nicht mitzitiert hat: „Den dort gemachten

Ausführungen über SiO_2-haltige Staubarten[1] in ihrer Wirkung auf das Zustandekommen der Staublunge und Staublungentuberkulose ist hier nichts weiter hinzuzufügen." Wir verweisen im übrigen auf unsere diesbezüglichen längeren Ausführungen in unserer ersten Mitteilung, und wir möchten es der Beurteilung des einzelnen Lesers überlassen zu entscheiden, ob uns der Vorwurf mit Recht gemacht werden darf, daß von der Bedeutung der freien kristallisierten SiO_2 „im ersten Teil gar nichts zu finden ist".

Auch die von Teleky an unserer Versuchsanordnung bezüglich der täglichen Bestaubungszeiten gemachten Ausstände haben uns nicht veranlassen können, unsere Methodik zu ändern, da wir uns durch Anstellung der Versuche in praktischen Betrieben mit viel längeren Inhalationszeiten (die übrigens Teleky gar nicht erwähnt, trotzdem sie bei den Zementstaubversuchen eingehend besprochen sind) auch neuerdings wieder in Kalkstein- und Baumwolltextilbetrieben, wie wir später sehen werden, davon überzeugen konnten, daß dieselben Veränderungen (bezüglich der experimentellen Lungentuberkulose) durch die Laboratoriumsbestaubungsversuche wie durch den monatelangen Aufenthalt in entsprechenden Betrieben hervorgerufen wurden. Daß die von uns gewählten Bestaubungszeiten für die Beurteilung der chronischen Staubinhalation noch nicht ausreichen, ist übrigens kurz hinter der von Teleky zitierten Stelle (Jötten u. Kortmann, S. 119) und außerdem schon früher mehrere Male (Jötten u. Arnoldi bzw. Kortmann) ausdrücklich betont worden, was dem Kritiker Teleky entgangen zu sein scheint. Scheinbar auch, daß es seit langer Zeit bekannt ist, daß man in vielen Fällen das Tierexperiment mit Erfolg heranzieht, weil der tierische Organismus unter Umständen auf eine Noxe oder einen Infekt schneller reagiert als der des Menschen. Die Auseinandersetzung mit der Kritik des Herrn Dr. Teleky ist hiermit ein für allemal für uns beendet, da wir, wie vor uns auch schon andere, es ablehnen, weiterhin auf derartige Angriffe einzugehen.

In der vorliegenden Studie haben wir uns zunächst einmal mit einem SiO_2-armen Staub beschäftigt, nämlich mit dem Kalksteinstaub, da uns dieses zur Ergänzung unserer Zement- und Kalk- ($Ca(OH)_2$)-Versuche nötig schien. Außerdem war die Bearbeitung des Kalksteinstaubes insofern von Wichtigkeit, als unter Umständen durch unsere Versuche und Betrachtungen seine relative Unschädlichkeit erwiesen und damit seine Verwendungsmöglichkeit beim Gesteinstaubstreuverfahren in den Bergwerken gegeben sein könnte. Außerdem war es ja auch sehr interessant, die günstigen Beobachtungen in der Praxis und die statistischen Zahlen durch das Experiment bestätigt zu sehen.

Sodann haben wir uns auch den verschiedenen SiO_2-reicheren Stauben, die in der sogenannten Schamotte-Industrie zur Inhalation gelangen, zugewandt, da sich in der letzten Zeit die Berichte über das angebliche Vorkommen von Silikosen nach jahrelanger Beschäftigung in derartigen staubentwickelnden Betrieben mehren. Aus diesem Grunde

[1] Im Original nicht gesperrt. Der Verf.

ist es auch beabsichtigt, sofern sich diese Erhebungen bestätigen, die in derartigen Betrieben eventuell erworbenen Staublungen in die Verordnung vom 11. Februar 1929 einzubeziehen (siehe M. J. Bauer u. H. Gerbis). Außerdem interessierten uns besonders die von mancher Seite mitgeteilten Beobachtungen, daß ein Zusammentreffen von Staublunge und Tuberkulose zu den Seltenheiten gehören sollte. Und endlich schien es angezeigt, die verschiedenen Staube, die man einfach als Schamotte bezeichnet, gesondert einer Prüfung bezüglich Beförderung oder Nichtbeförderung der experimentellen Lungentuberkulose bzw. der Lungenschädlichkeit oder -unschädlichkeit zu untersuchen.

Als vierte Staubart wurde der Thomasschlackenstaub herangezogen, von dem zwar feststeht, daß er bei einem großen Prozentsatz der damit beschäftigten Arbeiter Pneumonie hervorruft, von dem man aber noch nicht weiß, ob er die Lungentuberkulose befördert und ob er eventuell auch zu einer weiteren Schädigung in Form einer Pneumonokoniosis Veranlassung geben kann. Eine experimentelle Bearbeitung dieser Fragen erschien um so mehr angebracht, als bisher auf diesem Gebiete noch nicht viele Beobachtungen und Versuche vorliegen.

Als ein weiteres Material kam für uns der Bleistaub in Frage, einmal weil gerade zur gleichen Zeit große Versuchsreihen mit Kaninchen im Gange waren, die den Einfluß von verschiedenen Gewerbe- und Bleistauben (Bleiweiß) auf das rote Blutbild in Gestalt der eventuell auftretenden basophilen Tüpfelchen (siehe Jötten u. Scharlau) studieren sollten. An diesen Tieren konnte auch gleichzeitig die Wirkung eines SiO_2-freien Metallstaubes auf die experimentelle Lungentuberkulose und das eventuelle Auftreten von pneumonokoniotischen Veränderungen beobachtet werden. Das war uns um so erwünschter, als zweitens diese Versuche auch deshalb wünschenswert waren wegen der Uneinigkeit, die zur Zeit noch über die besondere Tuberkulosegefährdung der mit Blei beschäftigten Arbeiter besteht.

Gleichzeitig mit diesen Versuchen wurden dann noch solche mit dem von Kühn zu therapeutischen Inhalationen anempfohlenen Lungenpulver angesetzt, um festzustellen, ob dieses Gemisch von SiO_2, Kohle und Ton tatsächlich günstig den Verlauf der Lungentuberkulose beeinflußt oder nicht. Es schien uns die Behauptung Kühns auch im Tierversuch nachprüfenswert, da die bisher ausgeprobten Staube mit Ausnahme vielleicht des ($Ca(OH)_2$)-Staubes keinen derartigen Effekt hatten erkennen lassen und auch die von Mavrogordato und anderen Autoren angestellten Staubgemischversuche keinen Anhaltspunkt dafür gaben.

Schließlich erstreckten sich dann unsere Untersuchungen auf den Baumwolltextilstaub, zunächst einmal um im Anschluß an unsere Versuche mit dem Tabakstaub eine weitere organische Staubart genauer bezüglich einer Lungengefährlichkeit zu studieren und festzustellen, ob die mit solchem Staub beschäftigten Arbeiter die bei ihnen häufiger beobachteten Lungentuberkulosen der Einatmung dieses Gewerbestaubes zu danken haben oder hierfür wieder besondere Verhältnisse der Arbeiterschaft oder der sozialen Umwelt, wie bei den Tabakarbeitern, verantwortlich zu machen sind. Und schließlich kamen wir damit auch einem Wunsche der Firma Niehues & Dütting in Nordhorn nach, die nach Kennenlernen unserer ersten Gewerbestaubversuche uns bat, auch den Baumwolltextilbetrieb in den Kreis unserer Beobachtungen einzubeziehen.

Diese verschiedenen Gewerbestaubarten sind nun wieder in der gleichen Weise in Tierversuchen ausprobiert worden, wie wir sie in unseren früheren, mit Arnoldi und Kortmann beschrieben haben. Über die Resultate soll nun im folgenden berichtet werden unter gleichzeitiger Berücksichtigung und Besprechung der bisher erschienenen Veröffentlichungen, Statistiken und der von anderer Seite angestellten Tierversuche.

II. Ergebnisse der bisherigen Forschung.

a) Kalksteinstaub.

Der Kalksteinstaub gehört nach K. B. Lehmann zu den anorganischen Stauben, die mittelspitzig, hart bis mittelhart sind und eine ziemlich gute Löslichkeit in kohlensäurehaltigem Wasser zeigen. Er besteht gewöhnlich in der Hauptsache aus kohlensaurem Kalk (gegen 95 vH) mit geringen Beimengungen von kohlensaurer Magnesia, Eisen, Tonerde und Kieselsäure, die in freier kristallinischer Form aber nur in wenigen Prozenten enthalten ist. Nach Ullmann ergibt die genauere durchschnittliche Analyse

CaO – 55,70 vH
CO_2 – 43,71 vH

durch Säure zerlegbare Silikate berechnet als:

SiO_2 – 0,16 vH
Al_2O_3 – 0,13 vH
MgO – 0,10 vH

In Säure unlöslicher Rückstand. Organische Substanz, Quarzsplitterchen usw. 0,09 vH,

Fe_2O_3 – 0,008 vH
H_2O – 0,060 vH

jedoch kann, worauf Collis hinweist, in bestimmten Kalksteinarten ein höherer Gehalt an freier kristallinischer SiO_2 vorhanden sein.

Nach Wegmann zeigt der Kalksteinstaub rein äußerlich eine durchaus homogene Struktur, „aber unter dem Mikroskop erweisen sie sich zusammengesetzt aus winzig kleinen, auch bei ziemlich starker Vergrößerung nur punktförmig erscheinenden Elementen, . . . beim Kalkstein sind es einmal Trümmer, welche die ursprüngliche Gesteinsstruktur beibehalten haben, sodann jene feinsten isolierten Elemente. Erstere sind, je nach der Art des Kalksteines, mehr oder weniger rundlich oder scharfkantig und spitzig, grob bis ganz fein, letztere durchweg sehr klein, messen $^1/_{100}$ mm und weniger und erscheinen vorwiegend kugelig. Wenn man abgebeutelten Kalksteinstaub in ein Glasgefäß gibt und nachher wieder ausgießt, so bleibt das Glas von einer adhärierenden Staubschicht milchig getrübt; dieser Staub besteht fast nur aus jenen feinsten kugeligen Elementen“ (vgl. unsere spätere mikroskopische Untersuchung).

Dieser Kalksteinstaub entsteht nun einmal beim Gesteinshauen in Steinbrüchen, dann in der Zementindustrie beim Zerkleinern und Zermahlen des Rohmaterials, dann beim Zermahlen in Kugelmühlen zur Herstellung des Streustaubes zwecks Verwendung auf Gesteinstaubsperren oder zum Einstauben der Bergwerke und schließlich zur Herstellung von Kalksteinziegeln. Die größten Staubmengen entstehen wohl beim Feinmahlen in Kugelmühlen, neben denen wir mehrmals Staubatmosphären von 300—400 mg Staub pro Kubikzentimeter Gewerbeluft feststellen konnten.

Der selbst in größeren Mengen entwickelte Staub wird schon seit Thackrah (1831) fast durchweg als sozusagen unschädlich besonders gegenüber tuberkulösen Prozessen beurteilt, wofür die gute Wasserlöslichkeit, der geringe Gehalt an freier kristallinischer SiO_2, die günstige Einwirkung auf tuberkulöse Prozesse (Verkalkung) und auf die Steigerung der Antikörper (nach Übergang von Kalzium in das Blut) verantwortlich gemacht wird. Infolge der Löslichkeit in den Körpersäften soll es nicht zu Ablagerungen im Lungengewebe kommen.

Nach Lubenau gehört er zu den relativ ungefährlichen und nach Engel zu den harmlosen Stauben, wozu ihn auch Chajes, Collis, Eulenberg, Hirt, Hoffman, Iszard, Kober, Nicholson, Selkirk, Villaret u. a. rechnen.

Was nun die Einwirkung des Kalksteinstaubes auf das menschliche Respirationssystem anlangt, so wird von einigen Forschern, vor allem von W. Thompson angenommen, daß eine fortgesetzte Kalksteineinatmung häufiger zu chronischen Bronchitiden Veranlassung gäbe, während Collis keinen merklichen Effekt in dieser Hinsicht gesehen haben will. Für diese Ansicht von Collis sprechen auch die Mortalitätsstatistiken (Collis, Prinzing), in denen für Bronchitis und für „sonstige Erkrankungen der Atmungsorgane" Sterbeziffern an dieser Todesursache gefunden werden, die den Durchschnitt nicht übertreffen. Allerdings finden sich in der neuesten englischen Statistik mit Berechnung der jährlichen Sterblichkeitsrate auf je 100000 Einwohner für die Jahre 1921—1923 Steigerungen an dieser Todesursache, die in den Altersklassen über 55 Jahre um 60—70 vH die entsprechenden Durchschnittsziffern bei allen Erwerbstätigen und Invaliden übersteigen. Ebenfalls eine Steigerung haben fast in den gleichen Altersklassen die Todesfälle an Pneumonie gegenüber denen der Vergleichsarbeiterschaft aufzuweisen, während sonst nirgendwo etwas von einer besonderen Anfälligkeit der Kalksteinarbeiter für Pneumonie zu finden ist.

Besonders günstig sind durchweg die Krankheits- und Sterblichkeitsziffern an Lungentuberkulose, was aus fast allen Berichten und Statistiken zu ersehen ist. So spricht Hoffman von Kalk und Zement als harmlosen Staubsorten, die bei den mit ihnen beschäftigten Arbeitern wesentlich weniger Tuberkulosetodesfälle bedingen, als z. B. Granit- oder Sandstein (425:1044,3:1029,3), dem auch Richter für Indiana beipflichtet, ebenso Schlockow für das Kalksteinwerk in Rüdersdorf. Weiter berichtet Sleeswyk von günstigen Tuberkuloseziffern aus Gewerben mit einem Staub von hohem Kalksteingehalt. Die in solchen Betrieben beschäftigten Arbeiter sollen nach seiner Ansicht und der von Winslow u. Greenburg nicht für Tuberkulose disponiert sein. Von einer direkt günstigen Beeinflussung der Lungentuberkulose durch

Kalksteininhalation sprechen Selkirk und Rénon, die nach Kober auf eine durch starke Kalkeinstaubung hervorgerufene Immunität gegen Tuberkulose zurückzuführen sein soll. Die statistischen Erhebungen, die aus den Berichtsjahren 1910—1912 stammen und von Collis, Prinzing, Ickert, Teleky und G. Wolff bearbeitet sind, lassen ebenfalls die günstigen Lungentuberkuloseziffern bei den Kalksteinarbeitern erkennen, besonders wenn man sie mit den entsprechenden Ziffern bei anderen Steinarbeitern vergleicht. Ebenso geht dies aus der von Teleky (S. 17—18) mitgeteilten Tabelle von Barwise, Tatham, Collis usw. sehr deutlich hervor.

Der letzte der Autoren (Collis) bringt auch neueste Zahlen aus England, wo bei 14,6 vH aller verstorbenen Männer und bei 44,2—56,7 vH der gestorbenen Sandsteinarbeiter als Todesursache die Tuberkulose angeführt wurde, während dies bei verstorbenen Kalksteinarbeitern nur in 12,3 vH der Fall war. Entsprechend niedrig sind auch in der neuesten englischen Statistik die Todesziffern der Zement- und Kalkarbeiter (siehe Tabelle 1 und 2) sowohl für die Tuberkulose (alle Formen) wie für die Respiratory Tuberculosis und die gesamten Respirationskrankheiten.

Tabelle 1. Standard-Mortalität aller Todesursachen und bestimmter ausgewählter Todesursachen von Männern im Alter von 20—65 Jahren (1921—23), gewonnen in bestimmten Berufen.

Berufsart	Alle Todesfälle	Tbc. alle Formen	Respiratory Tbc.	Respirationskrankheiten	Bronchitis	Pneumonie
1. Alle Männer . . .	1013	181,7	168,4	151,3	49,0	85,2
2. Alle Beschäftigten u. invalidis. Männer .	1000	177,3	163,5	151,7	49,6	85,1
3. Steinbergleute und Steinbrecher . . .	946	164,1	155,2	155,2	46,1	85,0
4. Schieferbergleute u. Schieferbrecher . .	944	279,2	260,6	106,6	25,8	38,4
5. Zementarbeiter, Kalkbrenner etc. .	717	115,4	115,4	140,0	26,0	108,2
6. Feilenhauer. . . .	1851	426,8	399,3	306,9	163,6	88,8
7. Metallschleifer. . .	1977	730,0	695,9	372,8	156,5	160,4
8. Plumbers, Bleiarbeiter	937	150,5	136,8	113,5	28,6	72,0
9. Cotton strippers and grinders and cardrooms jobbers. . .	1396	140,4	130,1	433,3	276,7	135,6
10. Cotton card and frame tenters . . .	1601	196,2	172,8	314,2	81,7	185,6
11. Cotton spinners and piccers	1248	192,7	175,3	193,1	71,0	100,4
12. Cotton weavers . .	1048	136,7	119,5	163,1	81,9	70,1
13. Slaters and hilers .	1037	184	164	165	34,3	113
14. Masons, stone cutters and dressers .	1390	363,4	332,3	247,6	98,9	91,2
15. Slate masons and slate workers . .	1596	592,3	560,1	114,9	13,0	69,7

Tabelle 2. Standard-Mortalität der Männer im Alter von 20—65 Jahren in bestimmten Berufen, bei allen Todesursachen und bei bestimmten Todesursachen verglichen mit der aller beruflich tätigen und invalidisierten Männer auf je 1000 (1921—23).

Berufsart	Alle Todesfälle	Tbc. alle Formen	Lungen tbc	Respirationskrankheiten	Bronchitis	Pneumonie
1. Alle Männer . . .	1013	1030	1030	997	988	1001
2. Alle Beschäftigten u. invalidis. Männer .	1000	1000	1000	1000	1000	1000
3. Steinbergleute und Steinbrecher . . .	946	926	949	1023	929	999
4. Schieferbergleute u. Schieferbrecher . .	944	1575	1594	703	520	451
5. Zementarbeiter, Kalkbrenner etc. .	717	651	706	923	542	1271
6. Feilenhauer. . . .	1851	2407	2442	2023	3298	1043
7. Metallschleifer. . .	1977	4117	4256	2457	3155	1885
8. Plumbers, Bleiarbeiter	937	849	837	748	577	846
9. Cotton strippers and grinders and cardrooms jobbers. . .	1396	792	796	2856	5579	1593
10. Cotton card and frame tenters . . .	1601	1107	1057	2071	1647	2181
11. Cotton spinners and piccers	1248	1087	1072	1273	1431	1180
12. Cotton weavers . .	1048	771	731	1075	1651	824
13. Slaters and hilers .	1037	1038	1003	1094	692	1328
14. Masons, stone cutters and dressers .	1390	2050	2032	1632	1994	1072
15. Slate masons and slate workers . .	1596	3341	3426	757	262	819

Bei dieser Frage hat man aber zu berücksichtigen, daß der Quarzgehalt des Kalksteines unter Umständen höher sein oder zur Herstellung z. B. von Kalkziegelsteinen usw. künstlich erhöht werden kann. Ein derartiger Kalksteinstaub kann dann seine Tuberkuloseungefährlichkeit verlieren, worauf schon von E. Collis hingewiesen wird. So fand er z. B. bei den Kalksteinarbeitern in Bristol 12 vH Phthisismortalität, während die in Cardiff bei einem Staubgemisch von 4 Teilen Kalkstein und 1 Teil Sandstein eine solche von 21,8 vH aufzuweisen hatten. Die entsprechenden Zahlen für alle englischen Arbeiter waren 14,6 vH. Auf eine derartige Änderung im Sandsteingehalt sind wahrscheinlich auch die erhöhten Sterbeziffern an „Respiratory tuberculosis“ zurückzuführen, die sich in der englischen Statistik von 1921—1923 (siehe Tabelle 3) bei einzelnen Altersklassen, besonders bei denen über 45 Jahre vorfinden. Diese Feststellungen legen übrigens auch den Gedanken nahe, daß Kalkzusatz die Gefährlichkeit des Sandsteines bzw. der kristallisierten SiO_2 nicht erheblich herabsetzt.

Ebenso läßt diese englische Statistik bei den „Limestone miners and quarriers“ eine nicht unerhebliche Zahl von Todesfällen an „chronischer interstitieller Pneumonie“ jenseits des 55. Lebensjahres erkennen.

Tabelle 3.

Berufsart	Alle Fälle bei 16 Jahren und höher	Mittlere jährliche Sterblichkeitsrate an Respiratory tuberkulosis pro 100 000 im Alter von							
		16 bis 20 J.	20 bis 25 J.	25 bis 35 J.	35 bis 45 J.	45 bis 55 J.	55 bis 65 J.	65 bis 70 J.	70 J. und höh.
1. Alle Männer . . .	532 698	78	143	141	165	168	148	109	52
2. Alle beschäftigten Männer	509 204	69	136	133	160	166	150	114	64
3. Stone Miners and quarriers	1 274	38	122	63	144	182	245	92	110
4. Slate Miners and quarriers	432	—	53	188	195	307	491	727	91
5. Cement workers, Lime Burners etc.	266	—	58	100	125	138	78	127	—
6. Feilenhauer. . . .	154	—	—	319	672	209	507	784	375
7. Metallschleifer. . .	748	61	136	237	551	1149	1246	761	383
8. Bleiarbeiter. . . .	1547	62	107	108	124	163	118	81	—
9. Cotton Strippers .	253	132	55	20	75	184	347	285	606
10. Cotton card and Frame	263	50	83	154	130	243	160	253	—
11. Cotton spinners and piccers	1760	80	144	94	160	176	278	168	92
12. Cotton weavers . .	2322	55	98	71	97	132	180	84	43
13. Masons and quarriers of igneous Rocks	128	—	93	—	90	50	293	—	298
14. Limestone Miners u. quarriers	421	92	183	65	133	193	239	—	228
15. Limestone masons Cutters a. Dressers	720	—	97	150	323	463	195	95	49
16. Slaters and Tilers.	315	—	99	—	207	203	298	366	—
17. Masons, Stone cutters and dressers .	3268	99	142	134	318	511	439	342	87
18. Slate masons and slate workers . . .	188	—	125	413	452	617	1034	1010	546

Außerdem wurden in den letzten Jahren Pneumonokoniosen häufiger aus Kalksteinbetrieben beschrieben, während ihr Vorkommen bei Kalksteinarbeitern von anderer Seite, so z. B. von Collis u. Greenwood verneint wird.

Schon im Jahre 1914 rechnete W. G. Thompson den Kalksteinstaub zu den Staubarten, die Fibrose verursachen können, wenn sie lange genug inhaliert werden. Dieser Staub soll allerdings nicht derartige Pneumonokoniosen hervorrufen wie der Kiesel- oder Glasstaub. Derselben Ansicht sind dann noch Winslow u. Greenburg und neuestens auch Pancoast u. Pendergrass und Brezina. Sie geben alle die Möglichkeit einer Pneumonokoniose nach Kalksteinstaubinhalation zu, lehnen aber das Auftreten einer wirklichen Silikose ab, wie man sie bei Arbeitern in Silikabetrieben beobachtet.

In Übereinstimmung hiermit berichten Koelsch u. Kaestle aus Muschelkalkbetrieben mit Staub, der in der Hauptsache gleichfalls aus kohlensaurem Kalk, Ton und Spuren von Quarz besteht. Sie konnten bei 14 Arbeitern, die eine lange Tätigkeit in diesen Betrieben hinter sich hatten, mehr oder weniger deutliche positive Staublungenbefunde erheben.

Die Lungenbilder sahen aber wesentlich harmloser aus als solche bei der echten Silikose, fast ebenso wie man sie bei der Zementkoniose zu finden pflegt.

Diese Beobachtungen und Feststellungen an Kalksteinarbeitern werden auch bestätigt durch Tierversuche, die allerdings bisher nur von Beattie, Gardner u. Dworski und Iszard angestellt worden sind. Es gelang Beattie in Experimenten an Meerschweinchen durch Kalkstein, Porzellanerde und Schiefer schließlich fibröses Gewebe hervorzurufen; das Auftreten war aber viel bestimmter, wenn Feuersteine, Granit, Karborundum und Amarill- (Schmirgel-)Staub gebraucht wurden. Gardner u. Dworski experimentierten an den gleichen Versuchstieren mit einem Staubmaterial, das zu 3,5 vH aus Kieselsäure und in der Hauptsache aus kohlensaurem Kalk bestand. Es war halb so schädlich wie Granitstaub und bedingte Kalzifikation der tuberkulösen Prozesse. Der Staub wurde nur in geringen Mengen in den bestaubten Lungen gefunden. Und schließlich sah auch Iszard keine Lungenschädigung und keine Beförderung der experimentellen Lungentuberkulose bei Stauben aus der Kalk- und Kreideindustrie.

b) Schamotte- und Quarzschamottestaub.

Der in der Schamotteindustrie aufgewirbelte Staub wird von Lubenau und Vollrath zu den gefährlichen gerechnet und auch Villaret spricht von ihm als demselben krankmachenden Staub, der die potter's phthisis bedingt. Man muß aber bei der Frage nach der Gefährlichkeit dieses Staubes bedenken, daß er je nach der Art des Betriebes und der Herstellungsprodukte recht verschieden sein kann.

Die Schamotteindustrie gehört nämlich zur Industrie zur Herstellung feuerfester Produkte. In dieser herrscht aber, wie der bekannte Fachmann L. Litinsky betont, bezüglich der Einteilung und Benennung der Fabrikate so ein Wirrwarr und Durcheinander, wie kaum in einer anderen.

Am besten unterscheidet man nach Litinsky:

1. Quarzsteine.
2. Schamottesteine.
3. Quarzschamottesteine.
4. Tonsteine.
5. Kohlenstoffhaltige Steine (feuerfeste Produkte aus Kohlenstoff, Karborundum und Graphit).
6. Verschiedene feuerfeste Steine (aus Magnesit, Chromit, Zirkonoxyd).

Den unter 1—4 angegebenen Steinen kommt hier die Hauptrolle zu, von denen die Tonsteine aus besonders geeigneten, sandhaltigen, natürlich gemagerten Tonen ohne Zusatz von Magerungsmitteln hergestellt werden. Die am meisten gebrauchten sind aber die drei ersten Sorten, von denen die

Quarzsteine einmal als sogenannte Kalkquarzsteine in Form der Silika (94—96 vH SiO_2, 0,8—1,8 vH Al_2O_3, 1,3—1,8 vH CaO) oder

der Dinassteine (93 vH SiO_2, 3—4 vH Al_2O_3, 1,5 vH CaO) und als sogenannte

Tonquarzsteine in Form von deutschen Dinassteinen bzw. Tondinas (90—94 vH SiO_2, 3,3—7 vH Al_2O_3, 1—2 vH CaO) vorkommen.

Anzufügen sind hier auch noch die englischen Kohlensandsteine mit tonigem Bindemittel, die sogenannten Ganistersteine, das sind Quarzitsteine mit höherem Kieselsäuregehalt als der „deutsche Dinas".

Unter Schamottesteinen dagegen versteht man alle feuerfesten Steine aus hoch gebranntem feuerfesten Ton (Schamotte) als Magerungs- und aus rohem Ton als Bindemittel hergestellt. Die chemische Zusammensetzung schwankt zwischen 52—59 vH SiO_2, 37—43,6 vH Al_2O_3, 0,2—0,7 vH CaO, 1,6—2,8 vH Fe_2O_3, 0,1—0,5 vH MgO usw.

Die Quarzschamotte stellen tongebundene Steine dar, welche als Magerungsmittel sowohl Schamotte als auch Quarz oder andere Modifikationen der Kieselsäure enthalten und zu 65—83 vH aus SiO_2, zu 13—30 vH aus Al_2O_3, zu 0,2—0,6 vH aus CaO, zu 1—1,9 vH aus Fe_2O_3 und anderem bestehen.

Bei der Herstellung dieser feuerfesten Materialien ist an verschiedenen Stellen in den Betrieben eine Staubentwicklung möglich. Einmal kommt es bei der Aufbereitung und dem Mahlen des Rohmaterials, dann aber auch beim Entleeren der Brennöfen und in der Schamottefabrik noch beim Mahlen und Sortieren des gebrannten Tones zu nicht unerheblicher Verstaubung, wovon wir uns in verschiedenen Betrieben selbst überzeugen konnten. Neben den Schamottemühlen konnten wir z. B. manchmal bis zu 400 mg Staub im Kubikmeter Luft feststellen. Es sollen aber, wie uns die in den Fabriken Beschäftigten mitteilten, gelegentlich noch größere Mengen Staub in der Luft der Mahlräume vorkommen, so daß die Sicht höchstens bis zu $^1/_2$—1 m möglich ist.

Leider hat man sich bei der Wiedergabe der Beobachtungen aus der Industrie der feuerfesten Steine noch nicht an die vorher gebrachte Einteilung gehalten. Klarheit herrscht wohl nur bezüglich der Silika-, der Quarz- oder Quarzitsteine und der Ganistersteine, die zum größten Teil aus Quarz bzw. freier kristallisierter SiO_2 bestehen. Sie geben alle zu Erkrankungen des Respirationssystems, zu Bronchitiden und Pneumonie (Thompson, Brezina, Legge) Veranlassung und bedingen hohe Ziffern an Phthisesterblichkeit (Legge, Collis, Smith u. Collis, Robertshaw, Barwise, Teleky, Villaret, Ickert, Koelsch u. a.) und Pneumonokoniosen (Collis, Shahtock, Ickert, Teleky, Koelsch u. Kaestle, Smith, Heffernan, Stetter, Thompson), was auch tierexperimentell von Beattie für Feuerstein bestätigt werden konnte.

Wird aber diesem Quarz oder Quarzit oder Ganister bzw. der freien kristallisierten SiO_2 Ton zugesetzt, so wird die Tuberkulose- und Silikosegefährlichkeit ganz erheblich herabgesetzt. Das zeigen einmal die Beobachtungen von Smith u. Collis in Stirlingshire und Elland, wo die Arbeiter aus Fabriken, in denen Ganistersteine mit etwas Tonzusatz hergestellt werden, nur 4,6 vH Phthisistodesfälle aufzuweisen hatten gegenüber 12,8 vH bei der gesamten beschäftigten und invalidisierten Arbeiterschaft Englands. Weiter lassen es die Mitteilungen von Heffernan erkennen, der unter den Mühlensteinarbeitern in Derbyshire Silicosis und Tuberkulose in ausgedehntem Maße fand, während er in einem anderen Betriebe desselben Ortes, wo Ganisterbricks aus Sand mit 84 vH Quarz und Ton (fire clay) verfertigt wurden, keine Silicosis und keine Tuberkulosehäufung unter der Arbeiterschaft feststellen konnte.

Die in diesen Betrieben aufgewirbelten Staube gehörten entsprechend der Einteilung Litinkys zu den Quarzschamotten, deren Staub mithin als bedeutend ungefährlicher (besonders bezüglich der Tuberkulosebeförderung) anzusprechen wäre, als der von Silika-, Ganister-, Dinas- bzw. Quarz- oder Quarzitsteinen.

Das dürfte auch wohl von dem Schamottestaub (entsprechend Litinskys Einteilung) zu sagen sein. Bei den darin tätigen Arbeitern scheint die Lungentuberkulose kaum erheblich häufiger vorzukommen als dem Durchschnitt der Arbeiter entspricht; jedenfalls haben wir bei eigenen Reihenuntersuchungen in einigen Betrieben nichts derartiges feststellen können, und ebenso versicherten uns auch die in der Nähe der Schamottefabriken tätigen Krankenhausärzte, daß Lungentuberkulosefälle und Pneumonokoniosen aus diesen Schamottefabriken außerordentlich selten zur Einlieferung kämen.

In der Literatur finden wir lediglich Mitteilungen von May und Stetter, die auch auf die relative Seltenheit der Kombination von Schamottekoniose und Tuberkulose hinweisen. Die Koniose selbst konnte von Stetter häufiger bei Schamottearbeitern (20mal) gefunden werden. Ein Schamottearbeiter hatte schon nach 6jähriger Tätigkeit eine Koniose II.—III. Grades aufzuweisen. Diese Koniosen zeigten allerdings im Röntgenbild viele zartere und feinere Herdschatten als die Sandsteinkoniose. Dasselbe hat auch Lochtkemper beobachtet. Nach seiner Erfahrung zeigt das Röntgenbild der Schamottesteinarbeiter mit längerer Arbeitszeit „zwar ebenfalls Zeichen einer Silikose, aber weniger Knötchenbildung als die der reinen Quarzlunge, sondern mehr zusammenhängende, flächenhafte Schattengebungen mit weniger starker Fibrose".

Abweichend hiervon beschreibt Flatzeck-Hofbauer eine „schwere" Staublungenerkrankung im Sinne des Gesetzes bei einem sogenannten Hafenmacher aus einer Glasfabrik, der aus einem feuerfesten Ton große Tonbottiche, in denen das Glas geschmolzen wurde, herstellte. „Der feuerfeste Ton, welcher teils in rohem, teils in gebranntem Zustand zu der Masse verarbeitet wird, enthält etwa 60—75 vH Kieselsäure (wieviel davon als freie SiO_2, habe ich nicht feststellen können)." Der Hafenmacher war zunächst 4 Jahre Glasmacherlehrling, dann 35 Jahre als Hafenmacher beschäftigt, und zwar erst seit wenigen Jahren in dem jetzigen modernen Glaswerk mit einer fast staubfreien „Hafenmacherstube". Die Erkrankung hat er sich nach Ansicht von Flatzeck-Hofbauer sicher in der früheren, völlig veralteten Arbeitsstätte mit äußerst ungesunden Arbeitsverhältnissen zugezogen, wo er die Mischung der

Masse noch mit den Händen hat vornehmen müssen. Der Röntgenbefund entsprach dem der Porzellanstaublunge ohne Tuberkulose. Leider ist im vorliegenden Falle nicht festzustellen, welche Zusammensetzung der Staub in der älteren Glasfabrik gehabt und in welchem Maße Glasstaub mitgewirkt hat, so daß eine einwandfreie Beurteilung nicht möglich ist.

Günstige Untersuchungsergebnisse bringt neuerdings Koelsch, der 234 Schamottearbeiter genau verfolgt hat, von denen 163 länger als 10 Jahre im Betrieb waren. 184 hatten ganz normalen Lungenbefund, 23 röntgenologisch Staublunge, 18 waren Grenzfälle, 2 hatten eine Koniotuberkulose und 7 hatten Silikose und produktiv zirrhotische Lungentuberkulose. Von den 9 Tuberkulösen waren 4 in Porzellanbetrieben 4, 8, 9 und 28 Jahre tätig gewesen. Staublungenerkrankungen III. Grades wurden überhaupt nicht gefunden, sondern nur solche leichten oder mittleren Grades bei 20 vH der Arbeiterschaft. Außerdem zeigte das Röntgenogramm nicht das typische Silikosebild, vielmehr eine „feinrieselige, kleinfleckige Dissemination in einem wabigen Netzwerk verbunden mit vergrößerter Hiluszeichnung". Er sieht gewisse Ähnlichkeiten mit der Porzellanstaub- und Zementstaublunge und stuft sie zwischen diese beiden Koniosen ein. Eine Beförderung der Lungentuberkulose hat auch er nicht gesehen.

Nach der Einteilung von Litinsky wäre aber der von Koelsch untersuchte Gewerbestaub nicht als Schamottesteinstaub anzusehen, sondern viel eher als Tonsteinstaub, da er zur Hauptsache aus Aluminium 71—75 vH und zu etwa 22—26,5 vH aus Quarz mit nur geringem Gehalt an freier kristallisierter Kieselsäure bestand.

Schließlich möchte ich noch eine Mitteilung des Silikosespezialisten Böhme anfügen, der mir auf Anfrage berichtete, daß er im ganzen nur in spärlicher Anzahl Staublungen aller Stadien mit und ohne Tuberkulose bei Leuten beobachtete, die sich als Schamottearbeiter bezeichneten. Er kann allerdings nicht mit Sicherheit sagen, ob es sich dabei ausschließlich um Arbeit mit Schamottesteinen gehandelt hat, da die Arbeiter oft nicht scharf zwischen Schamotte und Silikasteinen unterschieden. Das ist aber unbedingt nötig, um ein richtiges Urteil über die Schädlichkeit bzw. Unschädlichkeit der hier in Frage kommenden Staubarten abgeben zu können.

Weitere Untersuchungen mit genauerer Unterscheidung der Staubarten, die sich in den verschiedenen Betrieben zur Herstellung feuerfester Steine vorfinden, können hier erst abschließende Klarheit bringen.

Jedenfalls soviel geht schon aus den bisherigen Mitteilungen hervor, daß es nach Quarzschamotte-, Schamotte- und (feuerfester) Tonsteinstaubinhalation im allgemeinen nicht zur Ausbildung einer typischen Steinstaubpneumonokoniose (Silicosis) kommt, und daß eine Kombination mit Tuberkulose zu den Seltenheiten gehört.

Tierexperimentell ist die Frage der Tuberkulosebeförderung oder Pneumonokoniosebildung durch längere Zeit fortgesetzte Inhalation von Schamotte- und Quarzschamottestaub noch nicht angegangen worden, so daß also die Anstellung derselben angezeigt erschien.

c) Thomasschlackenstaub.

Der Thomasschlackenstaub gehört nach K. B. Lehmann zu den Staubarten, die zum Teil aus mittelspitzigen, harten bis mittelharten, und zum Teil aus vorwiegend rundlichen bzw. stumpfkantigen weichen Einzelteilchen bestehen bei guter Löslichkeit in kohlensäurehaltigem Wasser.

Nach Villaret und Koelsch sieht man mikroskopisch, daß das feine graue Pulver „aus einer größeren Menge kleiner, scharfer, glasähnlicher Plättchen, aus scharfen Eisenkörnern, stäbchenförmigen und amorphen Teilchen" besteht. Die in dem Pulver vorhandenen Eisensplitterteilchen rühren nach Wegmann einmal von den Eisenresten in den Schlacken her und außerdem von den sich stark abnutzenden Kugeln in den Kugelmühlen.

Die Thomasschlacke wird bei der Stahlherstellung bzw. bei der Entphosphorung des Eisens gewonnen. Sie setzt sich als Schlacke nach Zusatz von Kalk auf dem flüssigen Eisen ab und wird in schwimmendem Zustand abgenommen. Nach dem Erkalten wird sie zerstampft und dann zermahlen. Bei der Zerstampfung bzw. Vorzerkleinerung soll nach Mangelsdorf die Staubentwicklung eine ganz kolossale sein, zumal wenn dieselbe in geschlossenen Räumen statt im Freien oder in offenen Hallen vorgenommen wird. Ebenso ermangeln die Feinmühlen oft der notwendigen Dichtigkeit und lassen bei vorkommenden Reparaturen besonders viel Staub aufwirbeln. Ferner besteht diese Gefahr für den Arbeiter beim Entleeren der Staubkammern, falls er dieselben betreten muß sowie dann, wenn das lose Mehl in den übrigen Arbeitsräumen gelagert wird.

Dieses Thomasmehl besteht nach Hasenklever u. Fleischer zu 17,5 vH aus Phosphorsäure, zu 49,6 vH aus Kalk, zu 4,7 vH aus Magnesium, zu 9,3 vH aus Eisenoxydul, zu 4,1 vH aus Eisenoxyd, zu 2 vH aus Tonerde, zu 4 vH aus Manganoxydul, zu 0,5 vH aus Schwefel, zu 0,2 vH aus Schwefelsäure, zu 7,5 vH aus Kieselsäure usw.

Als Durchschnittsanalyse findet sich bei Ullmann

12 – 20 vH P_2O_5
30 – 50 vH CaO
2 – 20 vH SiO_2
4 – 30 vH $Fe_2O_3 - Fe_2O$
3 – 15 vH MnO
2 – 6 vH MgO.

Dieser Staub soll nun nach Lubenau als sehr lungengefährlich anzusehen sein, und ebenso stellt ihn Vollrath bei seiner Staubgefährlichkeitsskala fast an die Spitze. Auch nach Cesa Bianchi wirkt er (im Tierexperiment) sehr schädigend und begünstigt das Zustandekommen von Tuberkulose.

Nach Koelsch ist nun die Wirkung des Thomasschlackenstaubes auf das Respirationssystem wahrscheinlich eine doppelte: „Neben Verletzungen durch die scharfen Staubteilchen kommt vielleicht die chemische Wirkung des Ätzkalkes mit in Betracht, welcher die Schleimhaut entzündet und verätzt, eventuell auch der Gehalt an Schwefel oder Phosphorkalzium." Außerdem glaubt er auch ein Zusammentreffen von

Staubschädigung und den bei gesunden Personen in den oberen Luftwegen fast immer vorhandenen infektiösen Keimen berücksichtigen zu müssen. Diese fänden dann in den staubgeschädigten Lungen eine günstige Ansiedlungsstätte.

Besonders der Gehalt an Ätzkalk wird von den meisten Forschern von jeher für die Lungenschädigung verantwortlich gemacht, über deren Zustandekommen sich Villaret in dem älteren Handbuch der praktischen Gewerbehygiene von Albrecht folgendermaßen äußert: „Dieser Gehalt von rund 50 vH Ätzkalk bringt den Schlackenmüllern, da es bisher nicht gelungen ist, die Schlacke staubdicht fein zu mahlen, die größte Gefahr. Es entsteht eine heftige Lungenreizung mit schwärzlich flüssigem Auswurf, es bilden sich in der sich schmutzig grau verfärbenden Schleimhaut viele kleine Geschwüre, welche auch zu größeren Ulzerationen im Lungengewebe den Anlaß geben können. Wir haben also eine echte akute Pneumonokoniose, und zwar eine auf chemischem Wege erzeugte vor uns. Man könnte auch ebensowohl von einer toxiko-traumatischen Pneumonie sprechen, denn erstens erzeugen die scharfen Splitter eine wirkliche Verletzung der Schleimhaut, und zweitens muß sich die chemische Wirkung des Ätzkalkes entfalten, d. h. da, wo Kalk mit der Schleimhaut in Berührung kommt, muß er die obere Schicht derselben abtöten und die darunterliegende entzünden. Daß dies geschieht, dafür spricht die graue Verfärbung der Schleimhaut. Ob diese Ätzwirkung eintritt, wird immer noch bezweifelt, und leider liegen bei den wenigen Obduktionen keine Angaben über das Verhalten der ersten Atmungswege bei der Pneumonie der Thomasschlackenmüller vor. Denn wird Ätzkalk eingeatmet, so wird der Kehldeckel geschwollen und die Schleimhaut des Kehlkopfes und der Luftröhre grauweiß verfärbt sein (Kobert). Für die stattfindende Ätzwirkung spricht eine Beobachtung von Ollive, welcher bei einem an solcher Pneumonie Gestorbenen im Auswurf (chemische) neben Eisen Kalk, und zwar wie er angibt, wahrscheinlich als kohlen- und phosphorsauren Kalk nachwies. Der Ätzkalk wird aber nach Kobert im organischen Gewebe als Karbonat enthalten sein. Jedenfalls ist von einer rein fibrinösen Pneumonie bei den Schlackenmüllern nach den bisherigen Obduktionen nicht die Rede. Die Sterblichkeit ist etwa doppelt so hoch wie die bei fibrinöser Pneumonie und soll sich auf einige 30 vH belaufen. Doch ist diese Zahl nicht stichhaltig, da noch zu wenige Beobachtungen vorliegen."

Das häufige Auftreten derartiger Pneumonien in Thomasschlackenbetrieben findet man überall in der einschlägigen Literatur und ebendort auch Berichte über einen besonders schnellen und schweren Verlauf derselben, was auch aus den Zahlenangaben des Kaiserlichen Gesundheitsamtes und aus den Mitteilungen von Erhardt u. Schlecht hervorgeht, die sich auf ein ziemlich umfangreiches und fast alle Betriebe Deutschlands erfassendes Material stützen. Auch Koelsch beobachtete äußerst heftige Bronchialkatarrhe und Lungenreizungen sowie bösartig verlaufende Lungenentzündungen mit schwärzlichem Auswurf. Er fand auf der schmutzig verfärbten Schleimhaut „viel kleine Geschwüre, die zu größeren Geschwürsflächen im Lungengewebe zusammenfließen können".

Nach Koelsch ist die Sterblichkeit etwa doppelt so groß, als man sie sonst bei der gewöhnlichen Pneumonie findet. Chajes macht ebenso wie Dürck u. a. einen heftigen chemischen Reiz, den das Thomasschlackenmehl auf die Lungen ausübt, ursächlich verantwortlich, „wobei wohl in erster Linie der Ätzkalk, ferner Schwefel und Phosphorkalzium reizend wirkt".

Demgegenüber weist aber Mangelsdorf schon viel früher wohl mit Recht darauf hin, daß man dem Ätzkalk wohl nicht die ursächliche Wirkung zuschreiben darf, „da auch längere Zeit gelagerte Schlacke, welche nur noch kohlensauren Kalk enthält, erfahrungsgemäß unvermindert schädlich ist". Weiter erinnert er an die Kalkofenarbeiter, die doch auch dem Ätzkalk ausgesetzt seien, ohne zu Erkrankungen der Atmungsorgane zu neigen, insbesondere auch nicht zur Lungentuberkulose, was in gleicher Weise auch bei den Thomasschlackenarbeitern festzustellen ist. Mangelsdorf kann sich diese pathologischen Vorgänge noch nicht erklären, so daß man seines Erachtens vorläufig nur vermuten kann, „einerseits — bei der Pneumonie — ein Zusammenwirken von mechanisch und chemisch reizend wirkendem Staub und Infektionserregern, andererseits gegenüber der Tuberkulose einen hemmenden Einfluß des vielleicht chemisch wirkenden Staubes auf die Ansiedlung des spezifischen Krankheitserregers".

Übrigens sind, wie Beintker mitteilt, in gut eingerichteten Betrieben die schweren Lungenerkrankungen seltener geworden und Beintker kann auch bezüglich der Lungentuberkulose günstige Zahlen aus den Hütten- und Walzwerkbetrieben aus Dortmund nennen:

Ortskrankenkasse Dortmund 1920 und Knappschaft Bochum.

	Beschäftigte	Krankheitsfälle	Tuberkulose	vT	vT der Krankheitsfälle
1920	21400	9605	55	2,6	5,7
1921	21902	12788	62	2,8	4,8
1922	40836	18038	122	3,0	6,8

Auch K. B. Lehmann hält den Thomasschlackenstaub nicht für tuberkulosebefördernd, sondern dies nimmt nur Cesa Bianchi auf Grund seiner Tierversuche an, über deren Wert wir uns schon früher eingehend geäußert haben. Außer diesem hat aber nur noch Lubenau Tierversuche angestellt, der sich aber lediglich auf die Feststellung der schädlichen Wirkung auf das Lungengewebe beschränkt hat. Tierexperimentell war Enderlen und anderen Forschern auch nicht die Hervorrufung einer Lungenentzündung nach Thomasschlackenstaubinhalation gelungen. Die Tierversuche bedurften daher dringend der Nachprüfung und Ausdehnung besonders bezüglich der Möglichkeit des Auftretens einer Pneumonokoniose, da ja nach Ullmann der Thomasschlackenstaub 12—20 vH SiO_2 enthalten kann.

d) Bleistaub.

Nach K. B. Lehmann gehört der Staub von Blei und Bleiweiß zu den vorwiegend rundlichen bzw. stumpfkantigen Staubarten, die zum

Teil weiche, zum Teil harte Einzelteilchen aufzuweisen haben und über eine gute bzw. ziemlich gute Löslichkeit in kohlensäurehaltigem Wasser verfügen. Mikroskopisch stellt er ein feines graublaues, aus runden kleinsten Körnchen bestehendes Pulver dar. Bezüglich der Lungengefährlichkeit liegen nur Mitteilungen von Lubenau und Vollrath bezüglich des Bleiglanzes vor. Bleiglanz gehört nach Ansicht dieser beiden Autoren zu den gefährlichen Staubarten.

Für das Blei und seine Verbindungen stellen die Atmungsorgane, worauf Flury-Zernik ausdrücklich hinweisen, eine Haupteingangspforte in dem menschlichen Organismus dar und dabei werden sie durch die Atmung aufgenommen einmal als Dampf und besonders aber als Staub. Dabei gelangen $^1/_3$ in die Atem- und $^2/_3$ in die Verdauungswege.

Solche Dampf- oder Staubform des Bleies kommt bei einer ganzen Reihe von Beschäftigungen vor, von denen Flury-Zernik folgende Beispiele aufführen: „Bei der Bleiverhüttung, beim Einschmelzen von Altblei, bei der Herstellung von Bleilegierungen, beim homogenen Bleilöten, Verbleien, in Schriftgießereien, bei Verwendung von Bleibädern in der chemischen Industrie, bei autogenen Schweiß- und Schneidearbeiten, beim Abwracken der Nieten von mit Bleifarben angestrichenem Material, in Zinkschmelzen bei Verarbeitung von mit Bleifarben gestrichenem Altmaterial, beim Abschleifen oder Abbimsen von Bleianstrichen, beim Entfernen der Bleifarbenanstriche von Eisenkonstruktionen durch Sandstrahlgebläse bzw. bei deren Entrostung, beim Schleifen von Hartbleigegenständen, bei der Herstellung der Bleimäntel von Kabeln und dergleichen, bei der Herstellung von Bleiglas, im Töpfergewerbe bei Verwendung bleihaltiger staubender Glasur, bei der Herstellung von Bleiglätte und Mennige, Kitten, überhaupt von Bleifarben, bei Herstellung von Transformatoren und Akkumulatoren, in Akkumulatorenräumen. Außerdem sind die Maler, Anstreicher und Lackierer, die Buchdrucker bzw. Schriftsetzer gefährdet und noch in vielen anderen Berufen Tätige, die, alle hier zu nennen, zu weit führen dürfte" (Genaueres siehe bei Teleky, Handb. d. soz. Hygiene, Bd. II, Berlin 1926).

Nach Mangelsdorf tritt der Staub in erster Linie bei der Fabrikation der Bleifarben und des Bleizuckers in den Vordergrund. Von den Bleifarben kommen als die bemerkenswertesten die Bleiglätte, Mennige, das Bleiweiß und die Bleichromate (Chromgelb, -rot und -orange) in Betracht. Während die Bleiglätte bei der Darstellung von Flintglas, Kristallglas, Glasuren und in der Porzellanmalerei sowie bei der Bereitung von Pflastern, Firnis und Bleiessig verwendet wird, wird Mennige besonders als Kitt gebraucht. Das Bleiweiß besitzt nicht nur einen Ruf als vorzügliche Deckfarbe, sondern bildet auch oft noch einen Bestandteil von Salben, Kitt und Firnis. Der Bleizucker spielt in den Färbereien und Zeugdruckereien eine Rolle bei der Herstellung der Beize, ferner zur Anfertigung von Bleiweiß und Chromgelb. Die Bleichromate hingegen finden zum Färben von Gespinsten, Möbel- und Kleiderstoffen, Tapeten usw. eine ausgedehnte Verwendung.

Die Fabrikation dieser genannten Produkte besitzt eine allen gemeinsame-Schädlichkeit bei der Arbeit des Schlämmens, Trocknens, Siebens,

Mahlens und schließlich des Verpackens der gebrauchsfertigen, pulverisierten Masse. Eine der gefährlichsten Operationen jedoch besteht bei der Bleiweißfabrikation, nämlich in der Ausräumung der Oxydierkammern, in denen sich durch die Einwirkung von Essigsäure und Kohlensäure auf die Bleiplatten das Bleiweiß als Pulver auf diesen gebildet hat. Überall da, wo keine maschinellen Einrichtungen vorgesehen sind, ist das Abklopfen des Bleiweißes von den Platten und weiter die Entfernung der letzten Reste desselben mittels Walzen eminent gefahrvoll, selbst da noch, wo man die Kammern vorher angefeuchtet hat.

Bezüglich der in der Luft usw. der einzelnen Betriebe vorzufindenden Bleimengen liegen eine ganze Reihe von Untersuchungen vor, von denen wir zunächst eine Zusammenstellung von Flury-Zernik wiedergeben möchten:

„Es wurden nachgewiesen folgende Bleimengen im Kubikmeter Luft:

In einem Verzinnraum mit offenem Bad	3,78 mg
In einem Verzinnraum mit verdecktem Bad und Absaugung	0,64 „
Beim Abwischen des Zinns	12,43 „
Beim Tauchen von irdenem Geschirr	0,18 und 0,63 „
Beim Tauchen von Steingut	0,21 und 0,23 „
Bei der Reinigung von irdenem Geschirr	0,23 „
Bei der Reinigung von Porzellan	1,33 „
Beim Trocknen von irdenem Geschirr	0,22 „
Beim Anbringen des Überzuges auf irdenem Geschirr	0,21 „
Beim Anbringen des Überzuges auf Porzellan	0,11 und 0,03 „
Bei der Majolikamalerei	0,91 „
Beim Abreiben von Eisenbahnwagen und anderem mit Sandpapier:	
ohne Exaustor	3,87; 5,37; 8,31; 11,61; 27,83 und 102,55 „
bei laufendem Exaustor	0,47; 0,14; 0,38 „
Beim Homogenverbleien in Kopfhöhe der Arbeiter	0,02 bis 2,33 „
Der Bleigehalt der Luft nimmt proportional der Entfernung von der Arbeitsstätte ab und war in 1 – 2 m Entfernung gleich Null.	
Bei der Herstellung von Bleiglas	maximal 4 – 30 mg/l
in der Luft nahe dem Ofen	„ 12 – 19 „
im Arbeitsraum selbst	minimal 0,1 „

Im Vakuumreinigerstaub einer Druckerei bis 0,2 mg/cm³ entsprechend 0,2 g/l (sehr fein verteilt, Teilchendurchmesser unter 4 μ)."

Weiter sollen nach Berechnungen von Seitz in Gießereien über den Gießtigeln rund 120 mg Pb in 1 Jahr angesammelt werden oder 0,33 mg pro Tag. Ebenso hatte der Staub in den Gießereiräumen einen hohen Bleigehalt und selbst an den Wänden konnten nach der üblichen Reinigung noch 7—8 mg Blei nachgewiesen werden. Im Vakuumcleanerstaub einer Druckerei wurden 15 vH Pb gefunden (Starkenstein, Rost, Pohl).

Sodann weist Froböse auf einige Prozesse hin, bei denen er Blei in der Luft nachweisen konnte, so z. B. beim Bleispritzverfahren, beim Verbleien unter Zuhilfenahme von Lötwasser, beim Zusammenschmelzen von Altblei, beim Bearbeiten von Blei mit der Flamme, bei Gebrauch der Azetylensauerstoffflamme, bei der Homogenverbleiung. Der Bleigehalt der Luft schwankte zwischen 0,07—1,73 mg im Kubikmeter. Die umfangreichsten Untersuchungen haben wohl K. B. Lehmann und Ph. O. Süßmann in der deutschen Bleifarbenindustrie angestellt und in einer Monographie im Jahre 1925 veröffentlicht. In je 1 Stunde schlugen sich auf einer 1 qm großen Papierunterlage Staubmengen nieder, die zwischen 0 und 14000 mg schwankten und unter 68 Proben nur 15mal unter 10 mg betrugen. In einer Bleiweißfabrik wurden 0,3, 0,6, 0,3 und 0,2 mg, in einer alten Mennigefabrik 2,0, 0,3, 2,5 und 3,8 mg und in einer neuen Mennigefabrik 3,1, 3,4, 3,5 und 1,4 mg Blei pro 1 cbm Fabrikluft festgestellt, Mengen also, die täglich stundenlang von den in den Räumen tätigen Arbeitern inhaliert werden konnten und mußten.

Wie verhalten sich nun die Arbeiter, die in einer derartigen Luft ihrer Beschäftigung nachzugehen haben bzw. wie wirkt der Bleistaub auf die Respirationsorgane?

Wir möchten da zunächst die Erhebungen der englischen Statistik der Jahre 1921—1923 anführen, die bei den Bleiarbeitern (siehe Tabelle 1 und 2, Nr. 8) bei den Respirationskrankheiten, der Bronchitis, der Pneumonie, der Lungentuberkulose und der Tuberkulose (alle Formen) stets kleinere Ziffern erkennen lassen, als sie „Alle Männer" und „Alle Beschäftigten und invalidisierten Männer" aufzuweisen haben. Das gilt auch fast durchweg für alle Altersklassen (siehe Tabelle 3, 3a und 3b),

Tabelle 3a.

Berufsart	Alle Fälle bei 16 Jahren und höher	Mittlere jährliche Sterblichkeitsrate an Pneumonie pro 100 000 im Alter von							
		16 bis 20 J.	20 bis 25 J.	25 bis 35 J.	35 bis 45 J.	45 bis 55 J.	55 bis 65 J.	65 bis 70 J.	70 und höh.
1. Alle Männer . . .	532 698	23	29	41	72	103	168	264	390
2. Alle beschäftigten Männer	509 204	21	28	40	72	103	170	276	472
3. Stone Miners and quarriers	1 274	19	—	57	83	94	160	459	257
4. Slate Miners and quarriers	432	—	—	—	24	94	65	104	163
5. Cement workers, Lime Burners etc.	266	—	29	17	72	138	311	127	997
6. Feilenhauer. . . .	154	—	—	—	96	104	253	392	749
7. Metallschleifer. . .	748	81	45	54	101	266	320	457	958
8. Bleiarbeiter. . . .	1 547	26	20	40	51	73	176	216	554
9. Cotton Strippers .	253	—	55	59	100	221	208	285	1818
10. Cotton card and Frame	263	—	—	38	227	121	560	469	327
11. Cotton spinners and piccers	1 760	33	27	36	87	110	242	336	462
12. Cotton weavers . .	2 322	43	42	31	49	66	173	272	475
13. Masons and quarriers of igneousRocks	128	—	—	48	45	—	—	641	595
14. Limestone Miners u. quarriers	421	—	—	65	59	141	80	643	228
15. Limestone masons Cutters a. Dressers	720	—	—	—	48	148	234	334	196
16. Slaters and Tilers.	315	113	99	45	69	116	260	366	439
17. Masons, Stone cutters and dressers .	3 268	—	24	15	61	162	190	215	572
18. Slate masons and slate workers . . .	188	139	—	—	65	—	345	1347	1093

Tabelle 3b.

Berufsart	Mittlere jährliche Sterblichkeitsrate an Bronchitis pro 100000 im Alter von							
	16 bis 20 J.	20 bis 25 J.	25 bis 35 J.	35 bis 45 J.	45 bis 55 J.	55 bis 65 J.	65 bis 70 J.	70 und höh.
1. Alle Männer . . .	2	3	6	20	56	187	483	1437
2. Alle beschäftigten Männer	1	3	6	20	56	191	509	1771
3. Stone Miners and quarriers	—	—	—	6	38	236	948	2166
4. Slate Miners and quarriers	—	—	—	—	47	98	319	1817
5. Cement workers, Lime Burners etc.	—	—	17	18	23	78	634	1567
6. Feilenhauer. . . .	—	—	—	—	209	760	1569	4120
7. Metallschleifer. . .	40	15	—	37	224	607	2131	2874
8. Bleiarbeiter. . . .	—	—	9	9	30	110	595	1533
9. Cotton Strippers .	—	—	20	50	294	1250	2564	7879
10. Cotton card and Frame	—	—	—	—	40	480	1878	5556
11. Cotton spinners and piccers	—	16	7	9	66	323	1093	3375
12. Cotton weavers . .	—	14	14	26	70	347	836	2785
13. Masons and quarriers of igneous Rocks. .	—	—	48	45	—	—	641	595
14. Limestone Miners u. quarriers	—	—	65	59	141	80	643	228
15. Limestone masons Cutters a. Dressers	—	—	—	48	148	234	334	196
16. Slaters and Tilers .	113	99	45	69	116	260	366	439
17. Masons, Stone cutters and dressers .	—	24	15	61	162	190	215	572
18. Slate masons and slate workers . . .	139	—	—	65	—	345	1347	1093

mit Ausnahme der Jahrgänge über 55 bzw. 65 bei der Pneumonie und Bronchitis. Ebenso günstig ist die englische Standardtuberkulosesterbeziffer für 1908, die nur 88 gegenüber 100 bei allen beschäftigten Personen ausmacht (siehe Koelsch).

Das dürfte aber für die Arbeiter aller Bleibetriebe, besonders aber bezüglich der Lungentuberkulose nicht durchweg der Fall sein, zumal auch von vielen Forschern angenommen wird, daß eine chronische Bleikrankheit erfahrungsgemäß zur Tuberkulose disponiert, zumal wenn Bleistaub inhaliert wird (Lewin, Teleky).

Weiter war früher die Lungentuberkulose unter den Buchdruckern sehr häufig, wofür man vielfach das Blei verantwortlich machen wollte. Die große Verbreitung der Tuberkulose unter diesen Beschäftigten geht ja einwandfrei hervor aus den Zahlen der Reichsdruckerei (1881—1889), den Berichten der Berliner Ortskrankenkasse und aus den Jahresberichten des Gremiums der Buchdrucker und Schriftgießer Niederösterreichs (siehe Dürck).

Aber schon Villaret weist auf andere, die Tuberkulose begünstigende

Momente bei den Buchdruckern hin, die in der ungenügenden Sauberkeit bezüglich des Auswurfes etwa vorhandener kranker Leute, im Vorhandensein prädisponierender Katarrhe und in der Vorliebe bestehen, daß der Beruf als Buchdrucker besonders von schwächlichen Leuten bevorzugt wird. Außerdem ist mit Hebung des Buchdruckerstandes in den letzten Jahrzehnten (seit 1897) die Verminderung der Tuberkulose bei ihnen schneller und in größerem Umfange vor sich gegangen als bei der gleichaltrigen Bevölkerung des Deutschen Reiches (siehe M. Hahn, S. 175 und 179).

Aber trotzdem liegt die Standardziffer an Tuberkulosemortalität, die Prinzing in seiner neuesten Auflage bringt, mit 2,75 bei den Buchdruckern nicht unwesentlich über der Standardziffer „überhaupt" mit 1,95, während die Malergehilfen eine solche von 2,63 aufzuweisen haben. Und schließlich gibt Teleky bei chronischen Bleivergiftungen für die Bleiarbeiter nur 165, für die Maler 213 und für die Buchdrucker 300 Phthisisfälle an. Also hier ist noch eine Diskrepanz, zu deren Beseitigung eventuell der Ausfall von Tierversuchen beitragen konnte, zumal die bisher angestellten (siehe Lewin) lediglich an Meerschweinchen mit Bleinitrat- bzw. Bleisulfatfütterung vorgenommen waren.

Ungünstig liegen natürlich die Verhältnisse auch bei solchen Bleiarbeitern, die in Bleibergwerken und Minen tätig sind, in denen die Bleiadern zwischen Quarzgestein verlaufen. Nach Collis ist die Tuberkulosesterblichkeit der betreffenden Bergleute entsprechend hoch 335:142 (comparative mortality). Dasselbe konnte Purdy für die Bleiminen in Australien feststellen, wo außerdem auch Pneumonokoniosen zur Beobachtung gelangten, die aber ebensowenig wie Tuberkulose auf den Bleistaub als vielmehr auf den beigemischten Quarzstaub ursächlich zurückzuführen waren. Das dürfte wohl auch bei dem von Morena Cobos und Munera Morosoli neuerdings beschriebenen 40jährigen Bergmann der Fall sein, bei dem die Diagnose zunächst zwischen gewöhnlicher Pneumonokoniose im Endstadium, kavernöser Tuberkulose oder einer Kombination zwischen diesen beiden Leiden schwankte. Es wurde die Diagnose Bleistaublunge gestellt und diese fand ihre Bestätigung durch die Autopsie. In 100 g Lungengewebe wurden 162 mg Blei nachgewiesen.

Bleistaub allein verursacht, wie Ickert mit Recht hervorhebt, keine Pneumonokoniose, was er an den Arbeitern der großen Bleihütte der Mansfeld AG., und selbst bei solchen mit 30 und mehr Arbeitsjahren trotz eifrigsten Suchens immer wieder feststellen konnte. Ebenso hat Roos unter den Druckern vergeblich nach Staublungen gesucht, und schließlich weiß auch K. B. Lehmann von einer bleiischen Lungenaffektion nichts. Trotzdem sollte aber bei unseren Tierversuchen mit Karbonat- und Sulfobleiweiß auch auf diesen Punkt geachtet werden, zumal dahingehende einwandfreie Versuche noch von keiner Seite angestellt waren.

e) Baumwolltextilstaub.

Um eine organische Staubart handelt es sich beim Baumwollstaub, der nach K. B. Lehmann aus spitzigen und weichen Teilen besteht, nach Koelsch aber außerdem noch aus stumpfen. Die Löslichkeit in kohlensäurehaltigem Wasser ist sehr gering.

Die Baumwolle an und für sich erzeugt einen aus sehr weichen Fäserchen bestehenden, mit zahlreichen Widerhaken versehenen Staub, der sehr leicht verfilzt. Die Baumwolle haftet infolgedessen als zäher Belag auf den Schleimhäuten, läßt sich nur schwer abhusten und soll, wie W. Loch mitteilt, einzelne Teile der Lunge so durchdringen, daß sie funktionsunfähig werden und außerdem zum Emphysem in anderen Lungenteilen führen.

Die Inhalation derartigen Baumwollstaubes ist deshalb nicht indifferent und der Baumwollstaub selbst wird infolgedessen von Dürck zu den gefährlichen Staubarten gerechnet. Roth schreibt ihm mittlere Gefährlichkeit zu, während F. Koelsch ihn für relativ harmlos hält.

Diese relative Harmlosigkeit bzw. Gefährlichkeit dieses Gewerbestaubes wird aber nicht allein auf die Baumwollfäserchen zurückzuführen sein, sondern sicher auch auf Beimengungen, die in der Baumwolle bzw. in den Baumwollballen vorhanden sind und beim Vorbereiten bzw. beim Reinigen mit in die Fabrikluft übergehen. Als solche lassen sich mikroskopisch neben den charakteristischen, feinen, pfropfenzieherartig gewundenen Fäserchen, gelbliche bis schwarze Blättchen, Zellfragmente und strukturlose Teilchen erkennen (Villaret), weiter Reste von Samenkapseln, Amarill, Pilzmyzelien, Konidien, Sporen und fremde mineralische Bestandteile aus Erde bzw. Sand. Diese Beimengungen gehen natürlich beim Reinigungsprozeß in den Staub über und machen als Abfall 10—20 vH des Ausgangsmaterials (der Baumwollballen) aus, von dem 1—6,2 vH auf mineralische Bestandteile entfallen sollen. Von der Menge dieser mineralischen Bestandteile in der Textilstaubluft hängt natürlich die schädigende Wirkung ab. Wie groß diese unter Umständen sein kann, geht aus Analysen von Hodgkinson hervor, die Dearden mitteilt:

Quantitative Analyse von amerikanischem und ägyptischem Baumwollstaub.

	American vH	Egyptian vH
Moisture at 100° C Dry Dust:	5,52	7,32
Organic Matter and CO_2	34,66	48,16
SiO_2	49,98	29,09
$Fe_2O_3 - Al_2O_3$	8,55	14,06
CaO	2,91	3,90
MgO	0,175	1,23
SO_2	0,87	1,149
Undetermined	2,855	2,086

Inorganic matter (ash?) contained traces of Cl and P_2O_5 (American) and P_2O_5 (Egyptian)-

Derartig hohen Gehalt an mineralischen Bestandteilen haben wir aber nie nachweisen können (Höchstprozentsatz 4,17 vH Asche) und auch an keiner anderen Literaturstelle gefunden. So sollen z. B. nach Koelsch bei verschiedenen Sorten diese mineralischen Verunreinigungen höchstens in einer Menge vorhanden sein, die sich zwischen 1,15 und 6,22 vH bewegen.

Diese Staubteilchen sollen außerdem nach Middleton zu groß sein, um lungengefährlich werden zu können. Und außerdem ist die Zusammensetzung und Menge des Staubes von dem Gang der Verarbeitung im Baumwolltextilbetrieb abhängig.

Im Gewinnungsland werden nach der Reifung die Samenkapseln geöffnet und auf maschinellem Wege von Unreinlichkeiten, von Staub, von Samenkörnern usw. befreit, das ist das Entkörnen bzw. Egrenieren, wobei natürlich Staub entstehen kann. Sodann wird die Baumwolle zu Ballen gepreßt und versandt.

In den Baumwolltextilfabriken werden dann diese Ballen zunächst wieder aufgebrochen, gelockert und zerteilt, und zwar geht das in besonderen Maschinen, wie Reißwölfen, Willows, Whippers oder Openers vor sich, wobei natürlich eine große Menge Staub mit allen vorhin aufgeführten Bestandteilen entsteht. In besonderen Schlagmaschinen (Batteur) wird die Baumwolle feiner zerteilt und den Krempeln, Kratzen oder Karden zugeleitet, wo schließlich die weitgehend gereinigte und fein verteilte Baumwolle durch Metallbürsten zunächst schleierartig geordnet und dann meist in Bandform zur Spinnmaschine weitergeleitet wird. Auch diese Prozesse sind mit nicht unerheblicher Staubentwicklung verbunden. Dieser Gewerbestaub besteht immer noch aus dem vorgenannten Gemisch. Das ist aber in dem weiteren Verarbeitungsprozeß nicht mehr der Fall, und zwar sowohl beim Bearbeitungsprozeß in der Spinnerei und Weberei wie beim Scheren, Kratzen, Aufrauhen usw., wo der anfallende Staub meist nur aus Baumwollfäserchen besteht.

Was nun die in den einzelnen Fabrikräumen auftretenden Staubmengen anbelangt, so werden sie je nach der Einrichtung und Zweckmäßigkeit der Staubabsaugungsvorrichtungen und dem Alter der Maschinen sehr verschieden groß sein. 1926 haben Silbernik u. Saizew Staubbestimmungen in Kharkow angestellt und

196 mg im Kubikzentimeter Luft an den Maschinen „for getting dust out of the rogs, where combined with material",

45—50 mg „at the machine for unraveling",

119 mg „at the machine for mixing",

120 mg „at the wool carding machine"

gefunden. Wir selbst haben des öfteren Staubbestimmungen in den Betrieben der Firma Niehues & Dütting in Nordhorn vorgenommen, und zwar einmal mit dem Ascher-Apparat, den wir ja auch zu unseren früheren Bestimmungen, z. B. in der Zement- und Tabakindustrie herangezogen hatten.

Wir fanden im Batteursaal 8,6 mg, im kleinen Kratzen- bzw. Kardensaal 10,2 mg, im großen Kardensaal 12,4 und 10,6 mg in 1 cbm Luft. In der Zwischen-, Vor- und Feinspinnerei fanden wir im Flyersaal an der Ringdrossel 12 mg, in der Feinspinnerei an der Ringdrossel 8,6 mg, in der Buntfeinspinnerei und Ringdrossel 7,6 mg, in der Spulerei 8,4 mg und schließlich an verschiedenen Stellen in der Weberei 10,2, 10,8 und 10,2 mg in 1 cbm Fabrikluft.

Eine zweite Untersuchungsreihe mit der neuen Apparatur von Jötten u. Sartorius ergab bei der gewichtsanalytischen Bestimmung im:

1. Mischsaal	14 mg
2. Kardenraum	117 „
3. Batteurraum	139 „
4. Flyersaal . . . . 41, 57, 60 und	51 „
5. Drosselsaal . . . . 27 „	26 „

Die größten Staubmengen wurden also auch bei unseren Untersuchungen immer in den Mischungs- und Putzereiräumen gefunden, während sie in den Spinn- und Webräumen wesentlich kleiner waren. Mikroskopisch waren in der Luft der letzteren bei uns auch fast nur Baumwollfäserchen zu sehen.

Außerdem entsteht, wovon wir uns des häufigeren überzeugen konnten, erheblich viel Staub beim Reinigen der Maschinen, besonders aber der Karden und Kratzen (vgl. Brezina).

Wie wirkt sich nun der Staub auf die Respirationssysteme der Baumwolltextilarbeiter aus?

Aufschluß darüber gibt die im letzten Jahrzehnt erschienene englische Statistik für die Arbeiter der Jahre 1921—1923, die in den Tabellen 1—3 von uns zusammengefaßt ist und in die wir neben den verschiedensten Gruppen der Textilarbeiter (Cotton strippers and grinders and cardrooms jobbers [Nr. 9], Cotton Card and frame tenters [Nr. 10], Cotton Spinners and piccers [Nr. 11] und Cotton weavers [Nr. 12]) zum Vergleich die entsprechenden Zahlen für alle Männer (Nr. 1) und alle beschäftigten und invalidisierten Männer (Nr. 2) und die verschiedener Gruppen der Stein-, Bergwerks-, Schiefer-, Schleif-, Zement- und Kalksteinarbeiter eingetragen haben.

Aus diesen Vergleichszahlen ist zunächst zu ersehen, daß die Spinner und Weber im allgemeinen weniger Erkrankungen der Respirationsorgane, Bronchitis und Pneumonie aufzuweisen haben, als die mit den Vorbereitungs- und Putzarbeiten beschäftigten Arbeiter (Cotton strippers and grinders, cardrooms jobbers, Cotton card and frame tenters). Alle diese Kategorien liegen aber doch über dem Durchschnitt der Standardmortalitätsziffern, die für „Alle Männer" und „Alle Beschäftigten und invalidisierten Männer" in den gleichen Beobachtungsjahren errechnet sind (siehe Tabelle 1 und 2). Bei der Tuberkulose (alle Formen) und bei der Respiratory-Tuberkulose ist dagegen dieser Unterschied nicht so in die Erscheinung tretend, indem hier nämlich die Cotton strippers, grinders and cardrooms jobbers und die Cotton weavers niedrigere und die Spinner und die Kardenarbeiter etwas höhere Todesziffern aufzuweisen haben als die in England beschäftigten Männer und Invaliden. Hier macht sich also nicht der Einfluß der verschiedenen Staubarten so geltend wie bei der Bronchitis, der Pneumonie und den anderen Respirationskrankheiten, die durch den Mischstaub wesentlich mehr beeinflußt waren als durch den reinen Baumwollfaserstaub, wie man ihn in der Luft der reinen Spinnereien und Webereien vorfindet (vgl. Schuler u. Burckhardt). Infolgedessen dürfte also der Satz von Sommerfeld:

„Als Erfahrungstatsache darf gelten, daß die vorbereitenden Arbeiten die gefährlichsten Staubarten liefern, und daß, je weiter der Arbeitsprozeß vorschreitet . . ., die gesundheitliche Bedeutung des Arbeitsstoffes sich verringert . . .,“ nur für die Respirationskrankheiten, Bronchitis und Pneumonie Geltung haben, für die Tuberkulose aber nicht in vollem Umfange zutreffen, zumal hier auch die höheren Todesziffern nur ganz wenig über den Durchschnittsstandardziffern liegen, während die Ziffern aus den wirklich staubgefährdeten Betrieben (z. B. Feilenhauer [Nr. 6], Metallschleifer [Nr. 7], Steinbrecher [Nr. 14] und Schieferbrecher [Nr. 15]) sehr viel höhere sind. Auch bezüglich des Auftretens der Tuberkulose in den verschiedenen Altersklassen ist keine Gleichmäßigkeit vorhanden; es scheint, als ob jenseits des 45. Lebensjahres bei den Putzern und den Spinnern die „Respiratory tuberculosis“ häufiger als Todesursache aufzutreten pflegt (siehe Tabelle 3). Diese von der Staubart abweichenden höheren oder niederen Tuberkuloseziffern deuten unseres Erachtens darauf hin, daß neben dem Staub hier noch andere Momente am Werk sind, die sich bezüglich der Lungentuberkulose auswirken, ebenso wie wir das schon bei den Tabakarbeitern einerseits und den Kohlenbergleuten andererseits haben feststellen können. Für die Textilarbeiter hat auch schon früher Ickert darauf aufmerksam gemacht.

Den früheren Statistiken und älteren und neueren Mitteilungen ist nun betreffs der Frage eines eventuell gehäuften Vorkommens der Lungentuberkulose bei Textilarbeitern folgendes zu entnehmen:

Zunächst wäre hier Sommerfeld zu erwähnen, der bei Berufen ohne Staubentwicklung eine Lungentuberkulosesterbeziffer von 2,39 auf je 1000 Lebende gefunden hat, dagegen bei den mit Wolle und Baumwolle Beschäftigten eine von 5,35 vT. Ebenso berichtet Hirt von den schlesischen Baumwollwebern, daß 25 vH von ihnen an Lungenschwindsucht eingingen. Nach Blum betrafen 37 vH sämtlicher Erkrankungen unter den Textilarbeitern in München-Gladbach die Atmungsorgane, und von 100 gestorbenen Schwindsüchtigen waren nach einem Durchschnitt von 10 Jahren 86 Textilarbeiter (Mangelsdorf). Nach Ogle starben von den 25—60jährigen Baumwollarbeitern 137 an Phthisis, während von den gleichaltrigen Fischern nur 100 daran zugrunde gingen. Dieses häufigere Vorkommen von Tuberkulose bei den Textilarbeitern sucht K. B. Lehmann damit zu erklären, „daß der organische Staub die eine Ansiedlung der Tuberkelbazillen begünstigenden Epithelschädigungen, nicht aber die eine weitere Ausbreitung des tuberkulösen Prozesses hemmenden indurativen Veränderungen des Lungengewebes erzeugt“. Die bei den Textilarbeitern angeblich beobachtete hohe Tuberkulosesterblichkeit beruht dagegen nach Ansicht Ickerts ebenso wie bei den Tabakarbeitern auf anderen Faktoren, die hauptsächlich in der körperlichen Minderwertigkeit dieser Arbeiter, in drückenden sozialen Verhältnissen und in tuberkulösen Infektionsquellen bestehen sollen.

Demgegenüber mehren sich aber immer mehr die Hinweise, daß die Tuberkulose bei den Baumwolltextilarbeitern kein gehäuftes Auftreten zeigt.

Schon in der Leipziger Ortskrankenkassenstatistik ist zu finden, daß

100 Arbeiter der Textilindustrie 58 Krankheitstage und 100 der 25- bis 34jährigen Textiler nur 51 Krankheitstage an Tuberkulose aufzuweisen hatten, während die entsprechenden Zahlen der Gesamtarbeiter 62 bzw. 64 waren. Günstige Ziffern bringt auch Merkel aus einer Baumwollspinnerei aus Bayreuth, in der die Sterblichkeitsziffer für die sämtlichen Arbeiter nach 10jährigem Durchschnitt im allgemeinen 0,6 vH. betrug, die Sterblichkeit an Phthisis 0,22 vH. Diese günstigen Verhältnisse will er darauf zurückführen, daß die Fabrikdirektion sehr viel für die Hygiene ihrer Arbeiter in Bezug auf Wohnung, Kost und Reinlichkeit leistete. Auch Koelsch führt gelegentlich gefundene schlechtere Tuberkuloseziffern in der Textilarbeiterschaft auf schlechte allgemeinsoziale Verhältnisse zurück, im übrigen findet er eine nicht allzu große Tuberkulosehäufigkeit bei den Arbeitern dieser Industrie. Nach Teleky entspricht sie ungefähr dem Durchschnitt und außerdem führt seines Erachtens der Baumwollstaub mehr zu Pneumonien als zur Tuberkulose. Als Beweis hierfür führt er die Statistik von Edg. L. Collis an:

Auf 1000 lebende Männer (England 1900—1902)

	Alter in Jahren					
	20—25	25—35	35—45	45—55	55—65	65 und darüber
Sterblichkeit an Pneumonie						
Alle Männer	0,29	0,59	1,17	1,81	2,65	4,35
Baumwollarbeiter	0,46	0,63	1,08	2,21	4,02	6,21
Messerschneider, Scherenmacher	0,20	1,56	1,00	2,60	3,80	6,92
Sterblichkeit an Phthise						
Alle Männer	1,60	2,14	2,89	3,18	2,59	1,59
Baumwollarbeiter	1,70	2,05	2,98	3,75	2,86	2,24
Messerschneider, Scherenmacher	2,02	3,78	9,01	11,10	9,01	1,92

Eine geringe Vermehrung der Lungentuberkulose will Landis gefunden haben, indem er bei 50 Sektionen von Textilarbeitern (Weber, Spinner, Stricker) 4mal Lungentuberkulose als Todesursache feststellen konnte. Das hat Middleton wieder nicht bestätigen können, der höchstens eine Häufung von Bronchitis gesehen haben will. Ebenso fand Greenwood, wie Dearden mitteilt, Phthisis nicht mehr als bei der übrigen Stadtbevölkerung (Blackburn), während Dailey sie für das Jahr 1923 noch weniger oft fand. Dem entsprechen auch die Zahlen von Dearden selbst, die aus der beigegebenen Tabelle zu ersehen sind:

Todesursache	Cotton operatives		1910/12			All occupied and retires Males	
	1000/02	1910/12	Strippers and grinders	Bloving room operatives	Other Textilworkers	1900/02	1910/12
Phthisis	197	120	150	136	128	187	142
Gesamtmortalität	1114	811	988	1090	801	1004	790

Außerdem bringt er eine neue Statistik von 10548 Erkrankungsfällen bei 1989 Männern und 8559 Frauen, bei denen er „per 1000 Membres of Card and Blowing Room operatives Society“ bei den Männern nur 1,43 und bei den Frauen nur 1,33 Phthisis feststellen konnte. Schließlich bespricht Hutton die Sterblichkeitsverhältnisse an Hand des „English Registrar-General's Decennial Supplement on occupational mortality for the period ending 1921“. Auch er findet bei den verschiedensten Beschäftigungsarten in der Baumwollindustrie niedrige Tuberkulosezahlen, dagegen aber erhöhte Mortalität an Erkrankungen des Respirationstraktus, für die er aber nicht allein den Staub, sondern vielleicht mehr die besonderen Feuchtigkeits- und Wärmeverhältnisse in den Betrieben verantwortlich machen will.

Man sieht also, daß die Ansichten und Mitteilungen bzw. Statistiken immer mehr die früher herrschende Meinung von der Häufung der Tuberkulosefälle unter der Textilarbeiterschaft verdrängen, daß auch die Annahme von einer tuberkulosefördernden Wirkung des Baumwollstaubes nicht mehr aufrecht gehalten wird, und daß man vorkommenden Falles vielmehr den Einfluß der sozialen Verhältnisse und der besonderen Arbeitsverhältnisse (Feuchtigkeit und Wärme) dafür verantwortlich machen will. Experimentelle Untersuchungen liegen bezüglich dieser Streitfragen noch nicht vor.

Nun zur Frage des Auftretens von Staublungen bei den Baumwolltextilarbeitern. Beschreibungen von Einlagerung von Baumwollstaub in die Lungen sind in der Literatur seit vielen Jahren bekannt und zuerst von Coetsem unter der Bezeichnung „pneumonie cotonneuse“ mitgeteilt worden. Andere Autoren haben für dieses Krankheitsbild analog dem Namen Anthrakosis die Bezeichnung „Byssinosis pulmonum“ gewählt. Daß es sich aber bei dieser Krankheit der Baumwollarbeiter um keine Staublunge gehandelt hat, steht wohl fest und geht auch aus der Beschreibung der von Coetsem im Jahre 1836 in den „Annales de médecine belge et étrangère“ veröffentlichten Fälle ziemlich deutlich hervor.

Nach Merkel berichtet Coetsem, „daß die Krankheit bei den Baumwollenarbeitern zwischen dem 13. und 30. Lebensjahr auftreten und während der Entwicklungszeit am gefährlichsten sei. Er unterscheidet ein Stadium mit asthmatischen Beschwerden und quälendem Husten, der weiße schaumige, klebrige, geschlagenem Eiweiß ähnliche Sputa herausbefördert, die unter dem Mikroskop kleine flockige Körperchen erkennen lassen, welche mit dem im Arbeitslokal diffundierten Staub vollkommen identisch sind. Die Perkussion soll währenddem verbreitete Abschwächung des Schalles geben, bei schwachem und unbestimmtem Atmen in den ergriffenen Partien. Dazu soll Fieber kommen im letzten Stadium mit Nachtschweißen, Diarrhöen, raschem Kräfteverfall und mit Expektoration von Sputis, die zerfallene Lungensubstanz enthielten. Die Krankheitsdauer gibt Coetsem auf 16—22 Monate an, bezüglich der Prognose bemerkt er, daß ihm von 250 Befallenen nur 4 genesen seien.

Den pathologisch-anatomischen Befund beschreibt Coetsem wie folgt:

Obliterationen der Pleurahöhlen oder Hydrothorax mit allen Zeichen älterer und frischer Pleuritis. Im Lungengewebe werden zweierlei Zustände angetroffen: eine grauweißliche, breiige Erweichung und eine harte Induration von perlgrauer Farbe, die sich schwer schneidet, auf dem Schnitt homogen erscheint und einige Lumina von Bronchien und Blutgefäßen zeigt.

Diese Veränderungen finden sich immer in den oberen Lappen und öfters links als rechts.

Bronchitis mit leichten oberflächlichen Schleimhautulzerationen vollenden neben den selbstverständlichen konsekutiven Organerkrankungen das Bild. Eine mikroskopische Analyse gibt Coetsem leider nicht.

Diese bei den Baumwollarbeitern beobachtete Lungenkrankheit scheint aber später nicht mehr vorgekommen zu sein, wie schon Villaret (1896) auf Grund eigenen vergeblichen Suchens meint. Aus demselben Grunde lehnt auch Hirt die Byssinosis pulmonum ,,als eine heute nicht mehr vorkommende Krankheit ab, bis wir vielleicht einmal durch eine Sektion eines besseren belehrt werden''.

Sommerfeld hält diese Fälle von Pneumonie cotonneuse nach den Schilderungen der Krankheitserscheinungen und des Verlaufes zu einem erheblichen Teil für nichts anderes als tuberkulöse Erscheinungen. ,,Wenn Coetsem in dem zähen, klebrigen Auswurf der Kranken unter der Lupe kleine flockige Körperchen erkennen konnte, die dem im Arbeitslokal vorkommenden Staub entsprachen, so beweist dies noch keineswegs, daß die Flocken aus dem Lungengewebe stammten. Wesentlich näher liegt die Annahme, daß die Fasern auf der Schleimhaut der oberen Luftwege gelagert hatten und mit den dortigen Absonderungen durch Husten wieder entfernt wurden.''

Auf Grund dieser Betrachtungen dürfte es wohl nicht angängig sein, die in der Literatur vorzufindende ,,Pneumonie cotonneuse'' oder die ,,Byssinosis pulmonum'' als eine Krankheit aufzufassen, die wir mit ,,Staublunge'' bezeichnen können.

Überhaupt wird das Vorkommen einer Pneumonokoniose bisher nur von Pancoast u. Pendergrass lediglich auf Grund von Röntgenuntersuchungen angenommen. Sie sahen bei 19 Textilarbeitern 9mal erstgradige und 10mal zweitgradige Veränderungen. Schwere Staublungenerkrankungen wie bei der echten Silicosis bekamen aber auch sie nicht zu Gesicht.

Demgegenüber fand aber Landis bei 50 Sektionen von Textilarbeitern wohl eine geringe Vermehrung der Lungentuberkulose, aber keine Pneumonokoniose. Außerdem konnte Schilling bei der klinisch-röntgenologischen Untersuchung von 300 Baumwollarbeitern niemals Pneumonokoniose beobachten. Auch Ickert kommt zu dem Schluß, daß Baumwolle als organischer Staub nicht imstande ist, Pneumonokoniose zu verursachen, er läßt aber bei Verunreinigung des organischen Staubes mit Sand (Kieselsäure) die Möglichkeit der Entstehung von Staublungen offen. Mit dieser Möglichkeit beschäftigen sich für die Baumwollarbeiter neuerdings auch Middleton, der ,,a source of substantial danger'' selbst bei Beimengung von ,,mineral matter'' ablehnt, und Dearden, der die früher schon besprochenen hohen SiO_2-Werte Hodgkinsons bei seiner Diskussion der Staublungenmöglichkeit mit berücksichtigt. Auch er hat keine Staublunge bei Baumwolltextilarbeitern gesehen und glaubt, daß die Vermischung der eventuell im Fabrikstaub vorhandenen freien Kieselsäure mit dem organischen Staubmaterial die Gefahr des Auftretens einer Silikose, die sonst durch die Sandinhalation bedingt wird, beseitigt.

Schließlich sei noch mitgeteilt, daß wir bei Reihenuntersuchungen (gemeinsam mit Dr. Scharlau) an 196 Arbeitern und Arbeiterinnen, die zum Teil über 30 Jahre in den Spinnerei- und Webereibetrieben der Firma Niehues und Dütting beschäftigt waren, niemals Anzeichen oder Klagen feststellen konnten, die den Gedanken an das Vorhandensein einer Staublungenerkrankung nahelegten.

III. Experimenteller Teil.

1. Beschreibung der verschiedenen Staubarten.

a) Kalksteinstaub.

Verwendung fand ein Staub, der in dem Wickingschen Portland-Zement- und Wasserkalkwerk AG. in Lengerich, Werk II, neben der großen Kugelmühle gesammelt wurde, in der die aus dem in der Nähe gelegenen Kalksteinbruch (Teutoburger Wald) frisch geförderten Kalksteine zerkleinert bzw. gemahlen wurden. In dem Raum war eine recht erhebliche Staubatmosphäre (etwa 350 mg Staub pro Kubikmeter), aus der der im Tierversuch später benutzte Staub durch Absitzenlassen aufgefangen wurde. Dieser Staub bestand zu 95 vH aus kohlensaurem Kalk, der geringe Beimengungen von kohlensaurer Magnesia, Eisen, Tonerde und Kieselsäure hatte. Die chemische Analyse brachte folgende Werte:

Glühverlust	= 41,62 vH	(Kohlensäure)
SiO_2	= 3,03 „	(davon etwa 1,5 vH unlöslich)
Fe_2O_3	= 0,90 „	
Al_2O_3	= 1,35 „	
CaO	= 52,88 „	
MgO	= Spur	

Die Löslichkeit in kohlensäurehaltigem Wasser war ziemlich gut. Nicht ganz entsprechend der Beschreibung von K. B. Lehmann, der bei den Kalksteinpartikelchen von mittelspitzigen und harten bis mittelharten Einzelteilchen spricht, fanden wir im mikroskopischen Bild bei dem Wicking-Kalkstein vorherrschend kleine runde polygonale Teilchen, spitzige Gebilde seltener, vielfach verklumpt liegend. Dazwischen vereinzelte größere polygonale Gebilde und längere spitzige Bälkchen.

Die Größendurchmesser dieser Staubteilchen schwankten zwischen 0,5 und 30 μ, und zwar entfielen auf die Größendurchmesser

unter 1 μ	etwa	40 vH
von 1—5 μ	„	50 „
„ 5—10 μ	„	6,5 „
und über 10 μ	„	3,5 „

Es handelte sich also um einen Staub von vorwiegend sehr kleiner Teilchengröße, der auch nach der Aufwirbelung vermittels Doppelkompressorluftstrom sich sehr lange Zeit schwebend erhielt. Ebenso wie der Zementstaub war, wie zu erwarten, auch der Kalksteinstaub ziemlich hygroskopisch, wodurch unter Umständen seine Flugfähigkeit sehr erheblich beeinflußt werden konnte.

Das beigegebene Mikrobild (siehe Abb. 1) läßt sehr gut das Vorherrschen kleinster Staubkörnchen erkennen, was durch Vergleich mit den anderen Staubphotographien besonders deutlich wird.

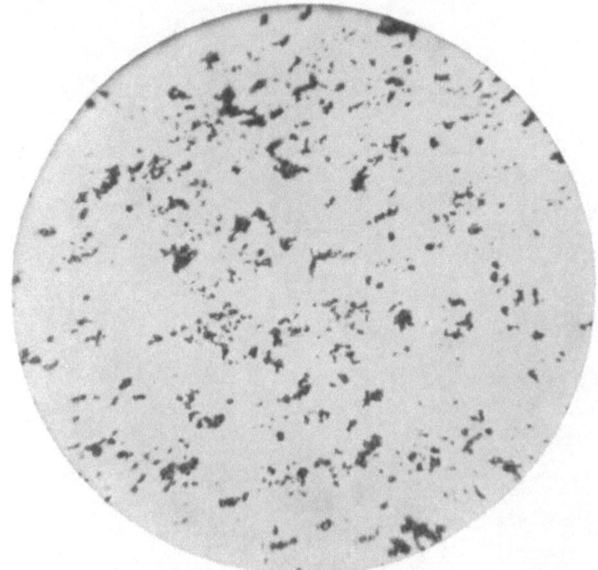

Abb. 1. Kalksteinstaub.

b) Schamottestaub.

Zur Verarbeitung kamen zwei verschiedene Schamottestaubproben, die in den Rheinischen Schamotte- und Dinaswerken in Mehlem am Rhein in zwei verschiedenen Räumen neben den Schamottemühlen, in denen das Rohmaterial gemahlen wurde, gesammelt war, und zwar einmal durch Auffangen (Absaugen) des in der Luft schwebenden Staubes und durch Sammeln des Staubes, der sich an den verschiedensten Stellen in über Mannshöhe in den Mahlräumen abgesetzt hatte. Die Staubentwicklung in diesen Räumen war manchmal recht erheblich. Die Staubbestimmungswerte schwankten zwischen 300 und 400 mg pro Kubikmeter Fabrikluft. Die erste Schamottestaubprobe ergab eine chemische Analyse von:

Glühverlust =	7,76 vH
Gesamt-SiO_2 =	63,3 „
Löslicher SiO_2 =	3,27 „
Unlöslicher SiO_2 =	60,02 „
Al_2O_3 =	23 „
Fe_2O_3 =	2,9 „
CaO =	0,6 „
MgO =	0,9 „
SO_3 =	2,2 „

Mikroskopisch bestand dieser Schamotte I (siehe Abb. 2) aus vielgestaltigen, runden, stäbchenförmigen, spitzigen Einzelteilchen bis zum

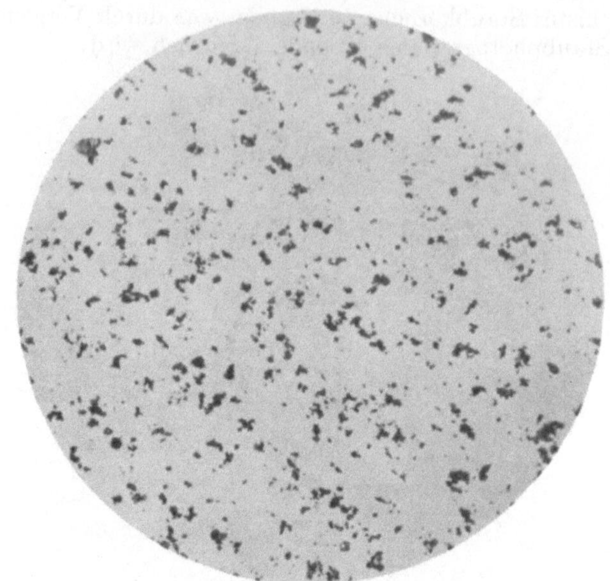

Abb. 2. Schamottestaub I.

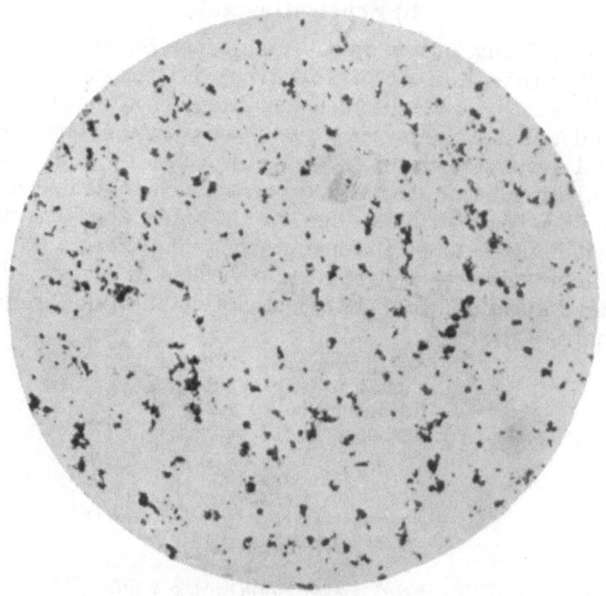

Abb. 3. Schamottestaub II.

Größendurchmesser von 40 μ. Im einzelnen hatten 9 vH der Staubkörnchen einen solchen über 10 μ,

38 vH einen von 5—10 μ
36 „ „ „ 1— 5 μ
und 17 „ „ „ 1 μ

Die II. Staubart war chemisch folgendermaßen zusammengesetzt:

Glühverlust	= 9,9	vH
Gesamt-SiO_2	= 57,74	„
Löslicher SiO_2	= 3,96	„
Unlöslicher SiO_2	= 53,58	„
Al_2O_3	= 28	„
CaO	= 0,22	„
MgO	= 0,8	„
SO_3	= 1,95	„

Eine chemische Zusammensetzung also, die ebenso wie die der Schamotte-I-Probe eine klare Einstufung der untersuchten Staube in die Litinsky-Gruppe „Schamottesteine“ gestattet.

Mikroskopisch sieht man wieder (siehe Abb. 3) dieselben vielgestaltigen, runden, stäbchenförmigen und spitzigen Gebilde, wie wir sie schon bei der I. Schamottestaubprobe beobachten konnten. Die Größenteile schwankten zwischen solchen unter 1 μ und bis zu 25 μ, und zwar waren

10 vH von 10—25 μ
38 „ „ 5—10 μ
39 „ „ 1— 5 μ
und 13 „ unter 1 μ

groß.

Beide Staubarten waren gut flugfähig und ließen sich durch Luftkompressorluftstrom leicht aufwirbeln. Der aufgewirbelte Staub schwebte auch ziemlich lange, da die Hygroskopizität nicht erheblich war.

Diese Schamotte I und II hatten also einen wesentlich höheren Gehalt an unlöslicher SiO_2 und an Al_2O_3 wie der Kalksteinstaub aufzuweisen, dagegen aber fast gar kein CaO.

c) Quarzschamottestaub.

Diese Staubart wurde uns von den Rheinischen Schamotte- und Dinaswerken in Mehlem am Rhein als Schamottestaub zugesandt und war, wie wir feststellen konnten, für uns beim Schleifen von fertigen feuerfesten Produkten aufgefangen worden.

Die chemische Analyse ergab:

Glühverlust	= 3,79	vH
Gesamt-SiO_2	= 76,9	„
Löslicher SiO_2	= 2,4	„
Unlöslicher SiO_2	= 74,5	„
Al_2O_3	= 19,1	„
Fe_2O_3	= 2,8	„
CaO	= Spur	
MgO	= Spur	
SO_3	= 0,72	„

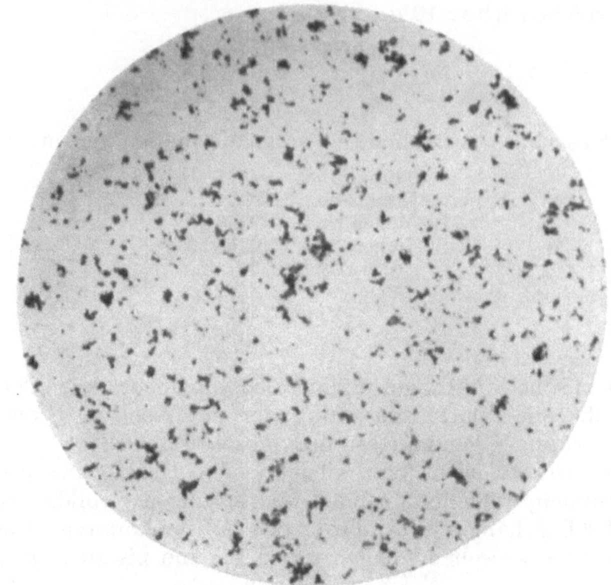

Abb. 4. Quarzschamotte, Mehlem.

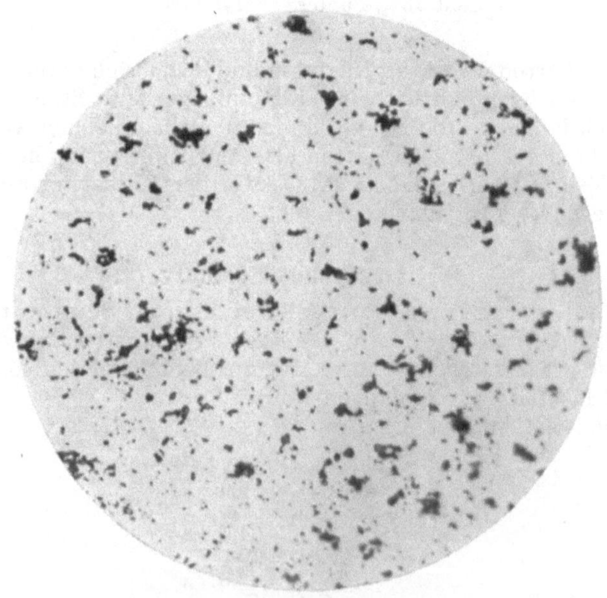

Abb. 5. Quarzschamotte, Berlin.

Mikroskopisch bestand dieser Staub (siehe Abb. 4) wieder aus vielgestaltigen, runden und auch stäbchenförmigen, stumpfen und spitzigen Partikelchen, die bis zu 5 μ groß waren, insgesamt waren

	10 vH	über	10 μ
	40 „	von	5—10 μ
	25 „	„	1— 5 μ
und	25 „	unter	1 μ

groß.

Eine weitere Quarzschamottestaubprobe stammte aus der Berliner Porzellanmanufaktur, die für uns ebenfalls gesammelt und als Schamotte zugesandt war. Die chemische Analyse zeigte uns aber, daß dieser Staub zu den Quarzschamotten (Litinsky) gehörte. Seine Untersuchung ergab:

Glühverlust =	3	vH
Gesamt-SiO_2 =	77,68	„
Löslicher SiO_2 =	0,3	„
Unlöslicher SiO_2 =	77,3	„
Al_2O_3 =	20	„
Fe_2O_3 =	0,54	„
CaO =	0,53	„
MgO =	Spur	

Mikroskopisch (siehe Abb. 5) fanden sich Einzelteilchen bis zu 50 μ, die im übrigen dasselbe Aussehen hatten wie der Mehlemer Quarzschamotte und zu

	12 vH	aus Einzelteilchen von	10—50 μ
zu	38 „	von	5 – 10 μ
„	30 „	„	1— 5 μ
und „	20 „	aus solchen unter	1 μ

bestanden.

Diese beiden Quarzschamottestaube waren gut flugfähig und hielten sich auch ziemlich lange schwebend, da sie ebenso wie die Schamotte nicht allzu hygroskopisch waren.

d) Thomasschlackenstaub.

Die nächste Staubart (Thomasschlackenstaub) stammte aus einer Gießerei der Vereinigten Stahlwerke in Gelsenkirchen und bestand seiner chemischen Zusammensetzung nach aus

P_2O_5 =	17,5	vH
CaO =	44,0	„
SiO_2 =	8,0	„
Fe_2O_3 + FeO =	13,4	„
Al_2O_3 =	2,0	„
MnO =	4,0	„
MgO =	4,7	„

Mikroskopisch (siehe Abb. 6) lassen sich neben hauptsächlich runden Teilchen länglichere, zum Teil zugespitzte und kleinste rundliche Gebilde feststellen. Die größeren Elemente treten bei diesem Staub mehr in die Erscheinung, indem nämlich die Partikelchen mit einem Durchmesser über 5—50 μ etwa 48 vH der Gesamtstaubteilchen ausmachen (davon 5 vH über 10 μ Durchmesser), während die Teilchen von 1—5 μ

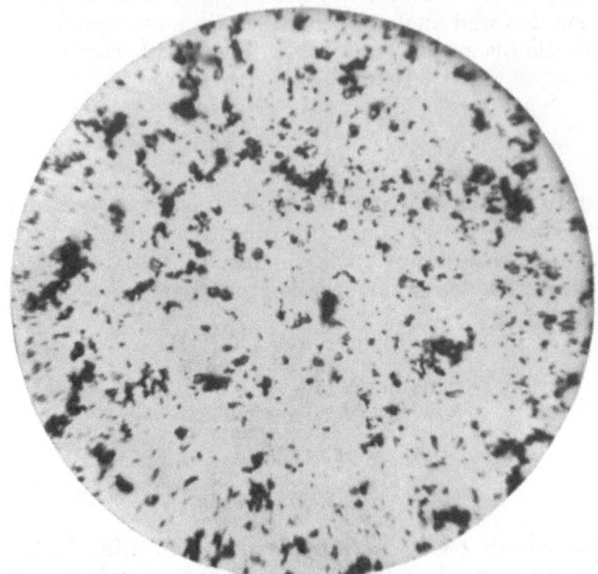

Abb. 6. Thomasschlackenstaub.

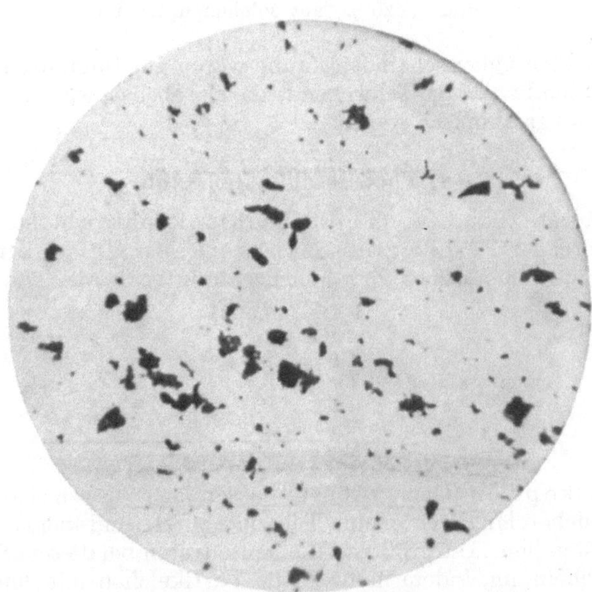

Abb. 7. Kühnsches Lungenpulver.

Durchmesser 32 vH und die unter 1 μ Größe nur 20 vH ausmachen. Trotz des Vorhandenseins hauptsächlich größerer Staubteilchen läßt sich das Thomasschlackenmehl sehr gut aufwirbeln und in einen Schwebezustand versetzen, da die Hygroskopizität nicht allzu groß zu sein scheint. Die Löslichkeit in kohlensäurehaltigem Wasser war gut.

e) Kühnsches Lungenpulver.

Das Kühnsche Lungenpulver wird als Lungentuberkulosetherapeutikum von der Bismark-Apotheke (Krugmann, Rostock) in den Handel gebracht, das nach Angaben von Kühn zu 70 vH aus etwa 10 vH SiO_2, 15 vH Kohle, 5 vH Fe_2O_3 und aus Al_2O_3 besteht.

Mikroskopisch finden sich neben kleinsten rundlichen Gebilden viele größere vieleckige, stumpfkantige Partikelchen (siehe Abb. 7), außerdem rhomboide Formen und größere und kleinere zugespitzte, stabförmige Staubteilchen.

10 vH	haben	einen	Längendurchmesser	von	über 10 μ
51 „	„	„	„	„	5—10 μ
25 „	„	„	„	„	1— 5 μ
und 14 „	„	„	„	„	unter 1 μ.

Die Flug- und Schwebetätigkeit dieser Staubart war recht gut.

f) Bleiweißstaub.

1. Karbonatbleiweiß, das bekannte Bleiweißpulver Cerussa von Merck, Darmstadt, Bleiweiß D.A. 6 mit einem Pb-Gehalt von 78,9 vH.

Es besteht mikroskopisch (siehe Abb. 8) zum größten Teil aus kleinsten rundlichen Gebilden, zwischen denen größere stumpfkantige Formen zu sehen sind. Vereinzelte Stäbchenformen.

Die größten Teilchen haben einen Längendurchmesser bis zu 7 μ. 40 vH lassen einen solchen von 1—5 μ erkennen und 30 vH einen von unter 1 μ.

Die Löslichkeit in Wasser gut bis ziemlich gut, außerdem die Flugfähigkeit sehr gut.

2. Sulfobleiweiß, ein Sulfobleiweißpräparat von den Bleifarbwerken Wilhelmsburg G. m. b. H., Hamburg 11, Holzbrücke 5.

Seine chemische Zusammensetzung: 72,7 vH Bleisulfat, 26,7 vH Bleioxyd, das ist Gesamtgehalt an Blei 73,3 vH. Außerdem ist darin enthalten Zinkoxyd, Eisenoxyd, Tonerde usw.

Mikroskopisch (siehe Abb. 9) waren meist kleinste, rundliche und stumpfkantige Formen, daneben größere und vereinzelte stäbchenförmige Gebilde festzustellen, die einen Höchstlängendurchmesser von 8 μ aufzuweisen hatten. Diese größeren Partikelchen oberhalb 5 μ machten außerdem den größeren Teil der Staubkörnchen (50 vH) aus, während weitere 30 vH zwischen 1—5 μ Größe und die restlichen 20 vH unter 1 μ Längengröße lagen.

Die Löslichkeit in kohlensäurehaltigem Wasser war ebenso wie beim Karbonatbleiweiß und ebenso die Flugfähigkeit.

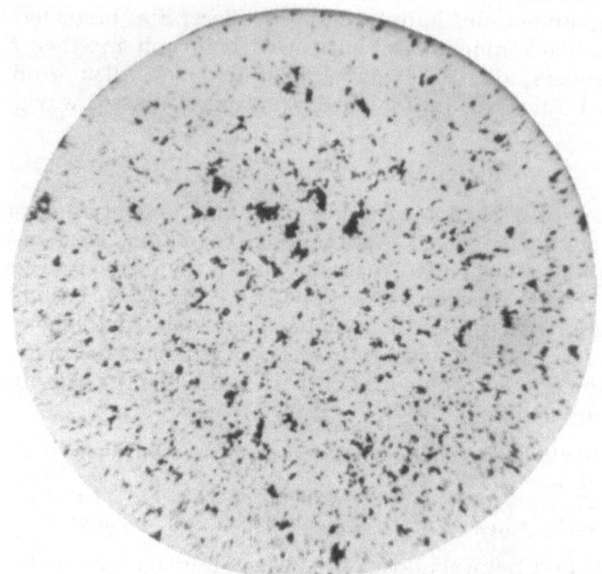

Abb. 8. Karbonatbleiweiß.

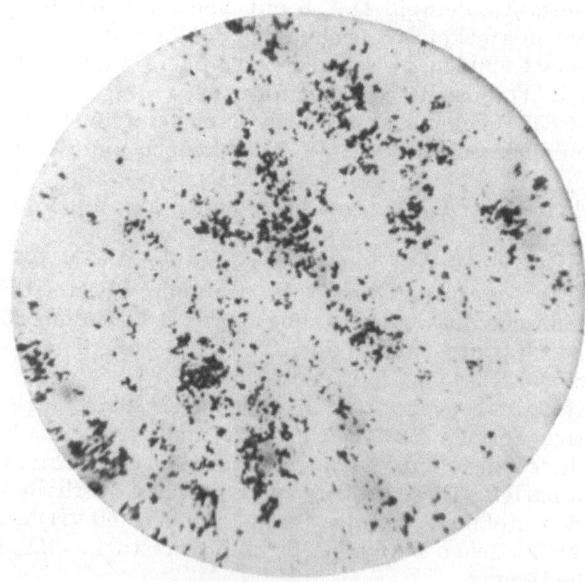

Abb. 9. Sulfobleiweiß.

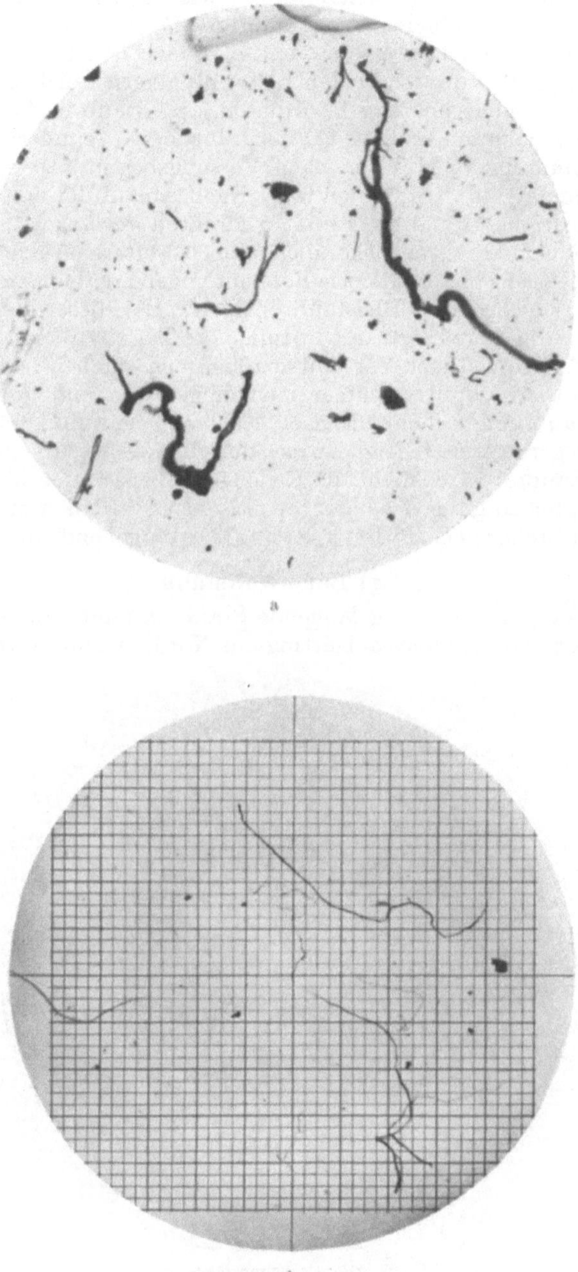

Abb. 10a u. b. Baumwollstaub.

Diese beiden Bleistaubarten waren, wie zu erwarten, für die Einatmung bei den Kaninchen nicht indifferent. Es war deshalb, um unnötige Tierverluste zu vermeiden, nötig, vorsichtig mit der Staubinhalation vorzugehen. Von den beiden Bleiweißpulvern wurde zu Beginn der Inhalationsversuche pro Tag 10 Minuten lang Staub in die Inhalationsräume hineingeblasen und die Staubzuführung so reguliert, daß bei der Staubbestimmung (5 Minuten nach Versuchsbeginn) 20—30 mg Staub im Kubikmeter Luft vorhanden war. Nach Ablauf der ersten Versuchswoche wurde die Bestaubung auf 15 Minuten verlängert. Nach dieser Zeit verblieben die Versuchskaninchen noch weitere 45 bzw. 50 Minuten in der Staubatmosphäre, die, wie Bestimmungen ergaben, am Ende dieser Zeit noch schwebenden Bleistaub enthielt. Bei dieser Versuchsanordnung waren die Tiere insgesamt 1 Stunde pro Tag der Bleistaubinhalation ausgesetzt. Trotz dieser Vorsichtsmaßnahmen starben nach Inhalation der beiden Bleiweißpulver immer noch einige Tiere, und zwar nach Sulfobleiweißstaub einige mehr als nach Karbonatbleiweiß. Es konnte also von einer geringeren Giftigkeit des Sulfobleiweißes, die von manchen Seiten behauptet wird, nicht die Rede sein, ebenso auch nicht von einer geringeren Schädigung des hämatopoetischen Systems, worauf wir schon an anderer Stelle (siehe Jötten u. Scharlau) eingehend eingegangen sind.

g) Baumwollstaub.

Der hier zur Prüfung gelangende Staub stammte aus der Spinnerei und Weberei von Niehues & Dütting aus Nordhorn und war von uns aus

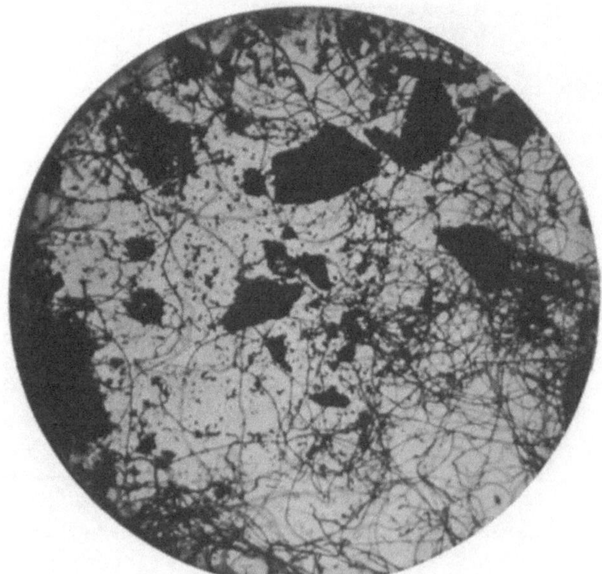

Abb. 11. Baumwollstaub.

der Luft neben den Reißwölfen und Kratzen und von den Auflagerungen auf den Maschinen gesammelt worden.

Dieser Staub besteht aus einem Gewirr von typischen gedrehten Baumwollfäden, zwischen denen große, schon makroskopisch sichtbare Reste der Fruchtkapseln liegen, die aus vielgestaltigen kleineren und größeren Gebilden bestehen. Außerdem finden sich kleinste harte Partikelchen kristallinischer Art, die aus Sandteilchen bestehen (siehe Abb. 10).

In der Fabrikluft finden sich neben schon makroskopisch sichtbaren Baumwollfäden kürzere und längere gedrehte Baumwollstücke (siehe Abb. 10a), die bis zu 2—5 mm und mehr lang sein können (siehe Abb. 10b, die Quadratseite ist 12,5 μ lang), daneben finden sich spitzige, stabförmige und vielkantige Samenreste und kleinste doppelbrechende Kriställchen (Quarz! [siehe Abb. 11). Aus der Luft der Spinnerei ließen sich viel Mukorpilze züchten und schleimig wachsende, große lanzettförmige, gramfreie Kokken. Die Löslichkeit des Baumwollstaubes in kohlensäurehaltigem Wasser war sehr gering.

Die Flug- und Schwebefähigkeit war nicht so gut wie bei den vorher besprochenen Staubarten; es war infolgedessen die Konstruktion einer besonderen Aufwirbelungsapparatur nötig.

2. Apparatur und Versuchstechnik.

Die Staubinhalationen wurden fast durchweg in den schon von Jötten u. Arnoldi angegebenen und von Jötten u. Kortmann modifizierten Inhalationstürmen mit Unterbringungsmöglichkeit für 8 bzw. 12 Versuchskaninchen vorgenommen (siehe Abb. 4 bei Jötten u. Kortmann). In diese wurde der aufzuwirbelnde Staub vermittels des Dr. Siltenschen Elektrodoppelkompressors S.C. III hineingeblasen, nachdem der Luftstrom vorher drei lange zylindrische, lotrecht angeordnete Glasröhren von etwa 80 cm Länge und 4 cm Weite passiert hatte. In die erste dieser drei Glasröhren wurde zu Beginn der Versuche die zu verstaubende Staubmenge eingefüllt, die nötig war, um nach Einleitung dieses Luftstromes von bestimmter Stärke eine genau abzustimmende Staubatmosphäre in dem Inhalationsturm herbeizuführen. Es mußte deshalb zu Beginn der Versuche zunächst festgestellt werden, wieviel Staub jeder Staubsorte in die erste Glasröhre eingeführt werden mußte, um eine Staubdichte von 70—80 mg pro Kubikmeter Inhalationsluft herbeizuführen. Hinter diese Röhre wurden noch zwei weitere Glasröhren geschaltet, damit sich in diesen aus dem aufgewirbelten Staub die gröberen Teilchen absetzten und nur die kleineren in die Turmluft gelangten, in der dann eine viel gleichmäßigere, länger schwebefähige Staubwolke entstand. Eine genauere Beschreibung dieser Apparatur, die sich uns in unseren Versuchen wieder durchaus bewährt hat, findet sich bei Jötten u. Kortmann, S. 47—48. Entsprechend dem von K. B. Lehmann geäußerten Wunsche wurden bei jedem Bestaubungsversuch ein oder zwei Staubbestimmungen gemacht, um uns davon zu überzeugen, daß die von uns gewünschte Staubatmosphäre auch jedesmal in der Turmluft vorhanden war. Diese Staubbestimmungen wurden bei diesen Versuchsserien stets mit der Trichtervorrichtung des Ascherschen Apparates mit eingeschalteter Schleicher & Schüll-Filtrierpapierscheibe

Nr. 551 vorgenommen, die durch eine Schlauchverbindung mit einer Gasuhr, und diese wieder mit der elektrisch betriebenen Vakuumölpumpe nach Gäde in Verbindung stand. Auf diese Weise war gewissermaßen eine Standardstaubbestimmungsapparatur geschaffen, die bei Gebrauch desselben Filtrierpapieres und derselben Stromart und -stärke in der Zeiteinheit stets die gleiche Menge Staubluft aspirierte. Derartig angeordnete Bestaubungsversuche wurden wieder in der von uns stets gebrauchten Versuchsdauer von 3—5 Monaten für die Laboratoriumshauptinfektionsversuche, und von 2 Wochen bis zu 5 Monaten für die reinen Pneumonokonioseversuche ausgeführt. Außerdem wurden die Versuche mit Kalkstein- und Baumwolltextilstaub ergänzt durch Versuche in der Praxis, d. h. besondere Käfige für je 4 Versuchstiere (siehe die Abb. 10 und 11 bei Jötten u. Kortmann) wurden unmittelbar in den Betrieben an bestaubten Stellen aufgestellt und einige Monate dort belassen, um auf diese Weise eine Kontrolle unserer Laboratoriumsversuche bezüglich ihrer Ergebnisse und der Richtigkeit der Versuchsanordnung und Staubdosierung zu haben. Wir kommen an gegebener Stelle noch auf diese Vergleichsversuche zurück.

Die Nachinfektion der Staubinhalationstiere wurde kurz vor Beendigung der Staubinhalation durch Injektion in die Ohrvene der Versuchskaninchen vorgenommen. Von der aerogenen Nachinfektion haben wir Abstand genommen, da dieselbe für die Betriebsversuche gar nicht in Frage kommen kann und die Genauigkeit der Dosierung sehr zu wünschen übrig läßt. Als Nachinfektionsstamm wurde stets der auch in unseren früheren Versuchen benutzte Typ.-hum.-Stamm Schröder-Mietzsch-Baumgarten verwandt, der dauernd auf Glyzerinbouillon weitergezüchtet wurde.

Die ganzen Versuchsserien wurden wieder an Kaninchen durchgeführt, und zwar einmal an sogenannten Frischtieren und außerdem an sogenannten Immuntieren, d. h. an solchen Kaninchen, bei denen vor Beginn der Bestaubungsversuche eine ganz schwach gesetzte tuberkulöse Infektion mit schwach kaninchenvirulenten menschlichen Tuberkelbazillen (m. 1373 und 1376 von Prof. Eber, Leipzig) per inhalationem vorgenommen worden war. (Über den Verlauf dieser Infektion mit blanden Dosen siehe Jötten u. Pfannenstiel, Z. Immun.-forschg. Bd. 70, H. 3/4 [1931].) Auch in diesen Versuchsreihen hat sich wieder gezeigt, daß es auf diese Weise gelingt, eine Durchseuchungsresistenz bei derartigen Kaninchen hervorzurufen, wie wir sie beim erwachsenen, schon tuberkulosedurchseuchten Menschen erleben. Die Nachinfektionstuberkulose bedingte dann, wenn keine Staubschädigung hinzukam, vorzugsweise nur sekundäre bzw. chronische, indurierende, tuberkulöse Prozesse, während nicht vorimmunisierte Kaninchen vorzugsweise nur exsudative, mehr fortschreitende Prozesse aufzuweisen hatten. Diese letzteren eignen sich, worauf wir schon häufiger hingewiesen haben, nicht so gut zu vergleichenden Staubschädigungsversuchen, weil sie keine so feinen Unterscheidungsmöglichkeiten bieten wie die sogenannten Immuntiere, wovon wir uns immer wieder überzeugen mußten.

Eine besondere Versuchsanordnung erforderte der Baumwolltextilstaub, der in der vorhin beschriebenen Apparatur trotz Gebrauches stärkster Druckluftströme nicht zum Schweben gebracht werden konnte. Nach vielen umfangreichen Vorversuchen wurde folgende Umänderung unserer Apparatur mit Erfolg durchgeführt. An Stelle des Dr. Siltenschen Elektrodoppelkompressors S.C. III wurde ein von der Firma Schuchardt & Schütte gelieferter Pulsionsventilator (mit 380-Volt-Motor, 11 Ampère, 0,66 PS und 2900 Umdrehungen) zur Druckluftentwicklung verwandt, und dann dieser Luftstrom durch ein 7,3 cm weites Rohr von unten in den üblichen Inhalationsturm mit 12 Kaninchenboxen eingeleitet. Im unteren Teil des Turmes war ein Flügelrad eingebaut, das vermittels eines außen angebrachten Motors in schnelle Umdrehungen versetzt werden konnte. Zu Beginn der Versuche wurde eine bestimmte Menge Baumwolltextilstaub in den Turm geworfen, der an der unteren Trichterverengerung vor dem Übergang in das Druckluftrohr ein Drahtgeflecht trug. Die Aufwirbelung des Staubes erfolgte nun durch das Flügelrad, und das Schweben wurde durch die durchströmende Druckluft erreicht. Natürlich war die Staubdosierung keine solch gleichmäßige und so genaue wie bei der sonst üblichen Versuchsanordnung; es war aber die einzige Möglichkeit, um bei dem stark zur Verklumpung neigenden Textilstaub eine Schwebestaubatmosphäre zu erzielen. Aus diesem Grunde haben wir auch den größten Teil unserer Baumwolltextilstaubversuche in die Fabrikbetriebe selbst verlegt, wo es uns dank des Entgegenkommens der Firma Niehues & Dütting möglich war, an den verschiedensten Stellen der Spinnereien monatelang Tiere in unseren von der Notgemeinschaft zur Verfügung gestellten besonderen vierteiligen Käfigen zur Aufstellung zu bringen.

Eine weitere Abweichung von der ersten Versuchsanordnung war bei den Bleistaubversuchen wegen der eventuellen möglichen Gefährdung des Wartepersonals nötig. Die Inhalationen wurden deshalb in den uns von der Notgemeinschaft der Deutschen Wissenschaft nach unseren Plänen eingerichteten Inhalationskammern (2,10:2,00:1,00 m)[1] vorgenommen. In diese Kammern wurde vermittels eines Dr. Siltenschen Doppelkompressormotors Bleistaub aus einer zylindrischen Glasröhre, in der vor Versuchsbeginn eine bestimmte Menge Staub eingefüllt war, eingeblasen. Die Zuführung des in der Glasröhre aufgewirbelten Staubes in die Kammer ließ sich derart regulieren, daß eine bestimmte Staubatmosphäre jeweils in dem Inhalationsraum vorhanden war, was außerdem noch durch Absaugung der Raumluft vermittels einer außen und oben angebrachten, von außen regulierbaren Wasserstrahlluftpumpe unterstützt wurde. In diese Boxen wurden die Versuchstiere hineingesetzt, und zwar auf Regale aus Metallstäben, so daß der Staub ungehindert an die Tiere herankommen konnte. Sodann wurden die Boxen mit luftdicht schließenden Türen mit Gummidichtung (wie bei Desinfektionsapparaten) geschlossen. Die Verteilung des Staubes aus einem in der Mitte des Raumes aufgestellten Glasrohr über den ganzen Inhalationsraum geht, wovon wir uns in zahlreichen Versuchen überzeugen

[1] Siehe die Abbildungen bei Jötten u. Scharlau.

konnten, immer ganz gleichmäßig vor sich. Es lassen sich bei ein und derselben Staubart immer die gleichen Versuchsbedingungen erzeugen, besonders wenn man stets auf dieselbe Aufstellung des Staubverteilers und der Tierkäfige und auf eine gleichmäßige Inbetriebsetzung des Kompressormotors und der Wasserstrahlluftpumpe achtet.

3. Experimentelle Pneumonokoniosen.

In den im vorigen Kapitel beschriebenen Apparaten wurden nun die Bestaubungen bei Kaninchen zur Durchführung gebracht. Nach einigen Wochen oder Monaten wurde dann ein Teil der Versuchstiere umgebracht, um die Reaktionen festzustellen, die die täglich 1 Stunde lang durchgeführte Staubinhalation in den Lungen hervorgerufen hatte. Diese Staubreaktionen waren bei allen untersuchten Staubarten fast immer dieselben, nur daß sie graduell verschieden stark ausgeprägt waren.

a) Kalksteinstaubinhalation.

Von dieser Staubart wurde täglich immer dieselbe abgewogene Menge in der üblichen Weise vermittels des Dr. Siltenschen Doppelkompressormotors S.C. III aufgewirbelt, so daß stets eine Staubatmosphäre in dem Inhalationsturm vorhanden war, die zwischen 60 und 80 mg schwankte. Während eines jeden Versuches wurde eine quantitative Staubbestimmung vorgenommen, so daß immer zu kontrollieren war, ob die Staubmenge im Versuchsturm der gewünschten Menge entsprach.

Nach Ablauf von 3 Monaten waren in den Lungen der bestaubten Kaninchen (siehe Tabelle 4) keine allzu großen Veränderungen festzustellen. Unter der Pleura sah man makroskopisch meist stecknadelkopfgroße, dunkelgraue Flecken durchschimmern, die den subpleuralen Staubablagerungen und Gewebsveränderungen entsprachen, wie wir sie früher nach Einatmung von anderen Staubarten auch schon hatten auftreten sehen (siehe Jötten u. Arnoldi bzw. Kortmann).

Mikroskopisch waren nach 3monatiger Bestaubung verhältnismäßig wenig Veränderungen festzustellen (siehe Abb. 12). Große Teile der Lunge waren intakt. Dagegen waren an vielen Stellen unter der Pleura und dann besonders in der Gegend der größeren Gefäße und Bronchien, vor allem in den Oberlappen stärkere zellproliferative Prozesse mit mehr oder weniger Ödembildung festzustellen. Die Staubeinlagerung ist hier nicht allzu stark, man sieht vielmehr (siehe Abb. 13) wenig Staub, der meist innerhalb von Alveolarepithelien und Freßzellen liegt. An diesen Reaktionsstellen ist es infolge dieser Zellproliferationen zum Verschluß einzelner Alveolen gekommen und weiterhin sieht man Blutextravasate. Hin und wieder (siehe Kaninchen Nr. 845 und 849) sind an derartigen Stellen die Bindegewebszellen etwas vermehrt. Außerdem findet man gelegentlich desquamierte Epithelien und Staubteilchen in den Alveolarlumina liegen. Die Entstaubung scheint ziemlich schnell und ein Abtransport in die Lymphknötchen vor sich zu gehen, die an den Gefäßen und Bronchien gelegen sind. Eine derartige intensive Staubeinlagerung können wir in den Abb. 14 und 15 wiedergeben. Man sieht, daß die Ab-

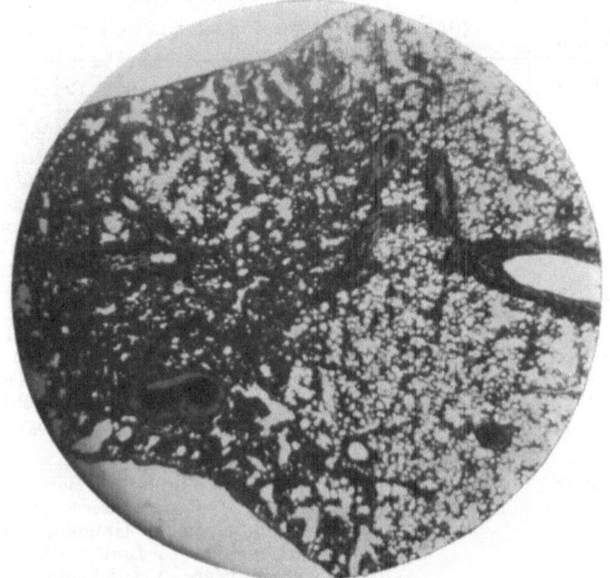

Abb. 12.

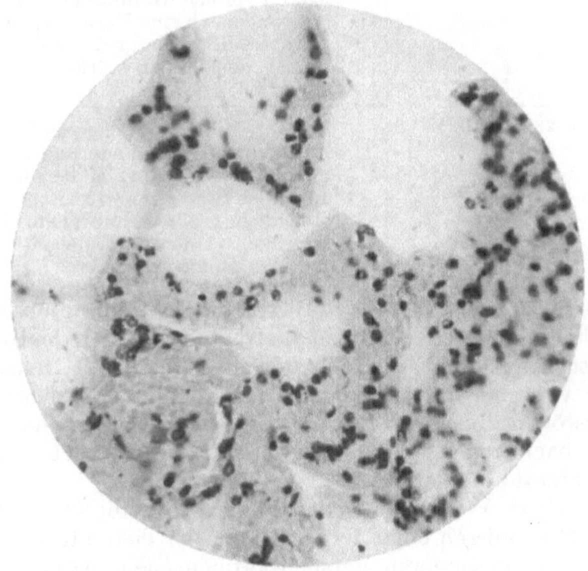

Abb. 13.

Abb. 12 u. 13. Kalksteinstaub, Lungenschnitte.

Tabelle 4. Kalkstein.

Kan. Nr.	Staubinhalationsbeginn	Exitus	Pathologisch-anatomischer Befund
845	14. II. 28	5. V. 28	Mikroskopischer Befund. Großer Teil der Lunge intakt. An einzelnen Stellen, besonders in der Umgebung der Gefäße und Bronchien, stark zellproliferative Prozesse. Typische Staubreaktionserscheinungen. An diesen Stellen in und zwischen den Zellen geringe Staubeinlagerungen und ebenso in den Lymphknötchen. Geringe bindegewebige Proliferation.
846	14. II. 28	5. V. 28	Mikroskopischer Befund wie bei Tier Nr. 845, nur bedeutend geringere Erscheinungen und geringe Staubeinlagerungen. Lunge zum größten Teil intakt. In den indurierten Teilen reichlich Blutaustritte, starke Durchblutung. Elastika gut erhalten.
848	14. II. 28	10. V. 28	Mikroskopischer Befund. Mäßig starke Reaktionserscheinungen, die hauptsächlich in der Umgebung der Gefäße und Bronchien zu finden sind. Nur vereinzelt stärkere Verdichtungen. Lymphknötchen deutlich hervortretend. In den Verdichtungen und Lymphknötchen sind Staubeinlagerungen intrazellulär festzustellen. Typische Staubzellen mit Staubeinlagerungen. Keine Vermehrung des Bindegewebes. Elastika größtenteils in Ordnung, nur an den Stellen stärkster Reaktion Destruktion.
849	14. II. 28	10. V. 28	Mikroskopischer Befund. Etwas stärkere Veränderungen in der Umgebung der großen Gefäße und Bronchien. Reichlich Staub in und zwischen den Zellen. Reichlich große Staubzellen, Histiozyten. Reichlich Ödem! Vielleicht etwas vermehrtes Bindegewebe.

lagerung des Staubes besonders am Rande des Lymphknotens erfolgt ist. Im übrigen treten auf den Schnitten die Lymphknötchen deutlich hervor.

Die Destruktion der Elastika hält sich in mäßigen Grenzen, nur in den stärker veränderten Reaktionsbezirken kann von einer beträchtlicheren Zerstörung oder Auffaserung die Rede sein, entsprechend den früheren Beobachtungen von Jötten u. Kortmann nach entsprechend langer Zementstaubinhalation.

Etwas stärkere Veränderungen waren, wieder in Übereinstimmung mit unseren Ergebnissen beim Zementstaub, bei Tieren festzustellen, die 5 Monate lang in besonderen Versuchskäfigen (siehe Jötten u. Kortmann, Abb. 10 und 11) in dem Lengericher Werk II der Wicking-Portlandzement- und Wasserkalkwerke AG. unmittelbar neben der Kalksteinmühle gestanden hatten. Die Versuchsdauer und die täglichen In-

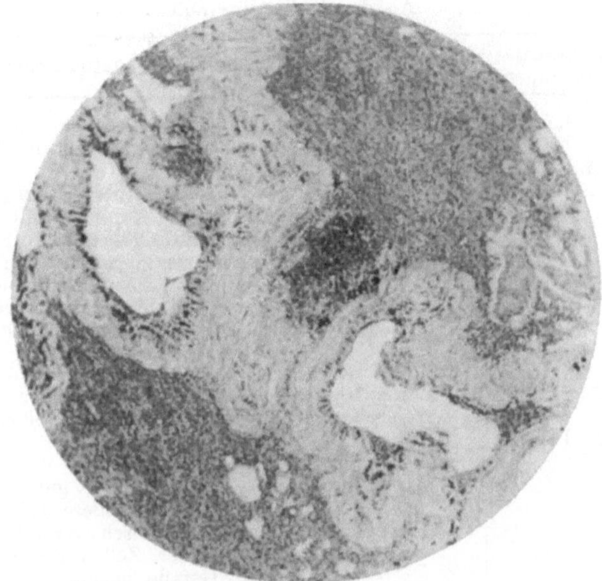

Abb. 14.

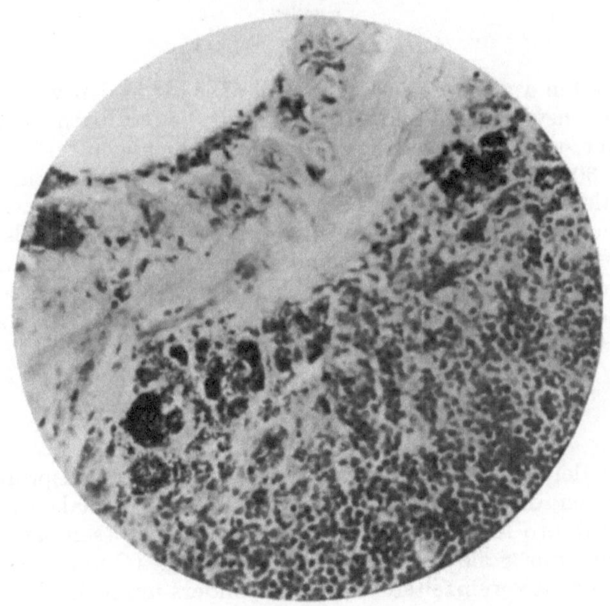

Abb. 15.

Abb. 14 u. 15. Kalksteinstaub, Einlagerungen.

Tabelle 5. Praktischer Versuch in der Zementfabrik.
An der Kalksteinmühle.

Kan.-Nr.	Staubinhalationsdauer	Exitus	Pathologisch-anatomischer Befund
839	25. XI. 27 bis 25. IV. 28	umgebracht 1. V. 28	Beide Lungen von kleinen grauen bis stecknadelkopfgroßen Herden durchsetzt. Organe: o. B. Mikroskopisch: Stark pneumonokoniotisch verändertes Gewebe mit wenig Ödembildung. Staubablagerung besonders zur Lungenwurzel zu und vor allem um die Gefäße herum. Lymphknötchen mit Staubeinlagerungen deutlich hervortretend. Unverändertes Gewebe findet man nicht mehr sehr viel.
840	25. XI. 27 bis 25. IV. 28	umgebracht 1. V. 28	Beide Lungen von normaler Größe, insgesamt von stecknadelkopfgroßen, grauschwarzen Herden durchsetzt. Sonst Organe o. B. Mikroskopisch: Z. T. gut erhaltenes Lungengewebe, der größere Teil ist allerdings pneumonokoniotisch verändert. In- und außerhalb der Zellen Staubeinlagerungen um die Gefäße herum, besonders in den Lymphknoten, die stark vergrößert sind und deutlich in die Erscheinung treten. Geringe Vermehrung der Bindegewebszellen.

halationszeiten waren also wesentlich länger als in den vorhergehenden Laboratoriumsversuchen und außerdem war die Staubatmosphäre erheblich dichter, und nicht zu selten waren Staubmengen festzustellen, die zwischen 300 und 400 mg pro Kubikmeter Luft schwankten. Kein Wunder also, wenn die Staubreaktionen intensivere waren. Aber trotzdem waren große Teile des Lungengewebes noch intakt. Als besonders bemerkenswert ist hier, entsprechend unseren früheren Erhebungen beim Zement, auch auf eine geringe Vermehrung der Bindegewebszellen in der Gegend der Staubablagerungen hinzuweisen, vielleicht der Beginn einer experimentellen Pneumonokoniose.

b) **Schamottestaub** (Probe I.).

Die in der Tabelle 6 zusammengetragenen Versuchsprotokolle von 4 Staubtieren, die 3—9 Wochen (täglich 1 Stunde Inhalation bei 60 bis 80 mg Staub pro Kubikmeter) im Versuch waren, lassen nach 5wöchiger Bestaubung nur ganz schwache Reaktionen des Lungengewebes feststellen. Nur an vereinzelten Stellen, besonders unter der Pleura, an der Spitze und in der Gegend der großen Gefäße und Bronchien findet man die typischen Staubreaktionen. Sie bestehen auch hier wieder in Verdickungen der Alveolarsepten mit zelliger Proliferation mit Staubeinlage-

Tabelle 6. Schamotte-Staub I.

Nr.	Staub-inhalation	Exitus	Mikroskopischer Befund
656	14. I. 30 bis 6. II. 30	6. II. 30	Ganz schwache Veränderungen. Hin und wieder besonders subpleural in der Spitze und in der Gegend der großen Gefäße und Bronchien Zellproliferationen mit Staubeinlagerungen in und zwischen den Zellen. Vereinzelt Epitheldesquamation in den Alveolen. Elastisches Gewebe noch sehr gut erhalten, vereinzelt Destruktion an den Reaktionsstellen.
809	23. VI. 30 bis 25. VII. 30	25. VII. 30	Veränderungen wie bei Tier Nr. 656, jedoch noch weniger ausgeprägt, es ist auch weniger Staub zu sehen, der fast immer intrazellulär liegt.
811	23. VI. 30 bis 26. VII. 30	26. VII. 30	Ganz schwache Reaktionen, nur an vereinzelten Stellen Verdickungen der Alveolarsepten mit zelliger Proliferation, besonders in der Gegend der großen Gefäße. Häufig sieht man, daß in den kaum verdickten Alveolarzwischenwänden Staubzellen eingelagert sind, die dicht mit Staub gefüllt sind. Die Reaktion auf diesen Staub scheint bei all diesen Tieren sehr gering zu sein. Ganz wenig Desquamation des Alveolarepithels und sehr wenig Staub in den Alveolen.
608	14. I. 30 bis 14. III. 30	14. III. 30	Proliferativ-exsudative Prozesse stärker ausgeprägt an Lungenspitze, subpleural und in der Gegend der großen Gefäße, an diesen Stellen ziemlich starke Staubeinlagerung intrazellulär und im Zwischengewebe. Häufige Blutaustritte, rote Blutkörperchen im Zwischengewebe, Gefäßorganisierung des verdickten Trabekelgewebes. Keine Bindegewebsentwicklung.

rungen in und zwischen den Zellen (siehe Abb. 16 und 17) in Phago- und Histiozyten, die reichlich Staub enthalten. Hin und wieder ist Zelldesquamation festzustellen und eine nur ganz geringe Schädigung des elastischen Gewebes.

Etwas intensiver sind schon die Veränderungen, die nach 60 Tage fortgesetzter Inhalation zu beobachten waren. Die exsudativ-proliferativen Prozesse sind wesentlich stärker ausgeprägt, vor allem in der Lungenspitze, subpleural und in der Gegend der großen Gefäße und Bronchien. An diesen Stellen und in den Lymphknoten findet sich eine ziemlich starke Staubeinlagerung, und zwar intrazellulär und im Zwischengewebe, in dem sich außerdem zahlreiche rote Blutkörperchen vorfinden. In den verdickten Alveolarsepten ist auch schon eine beginnende Gefäßorganisierung sichtbar. Von Bindegewebsentwicklung ist noch keine Rede.

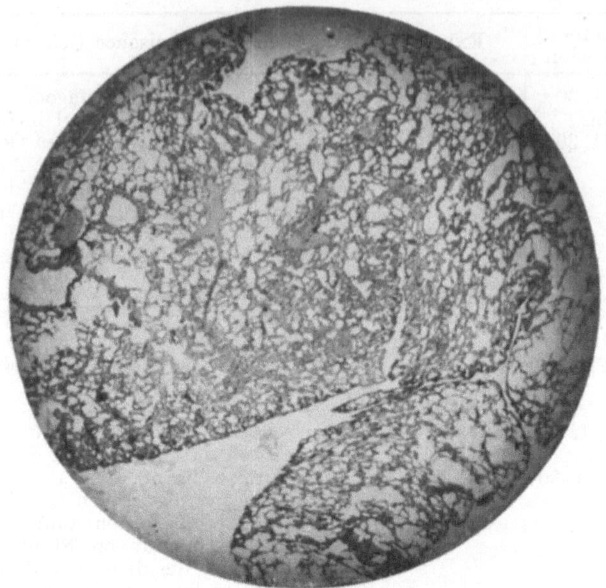

Abb. 16.

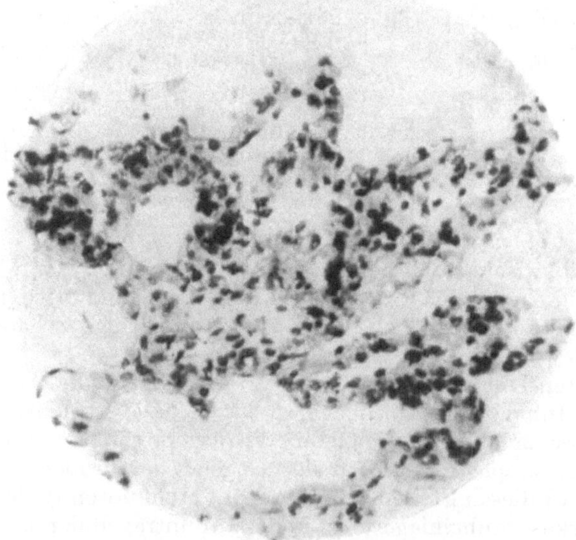

Abb. 17.

Abb. 16 u. 17. Schamottestaub I, Lungenschnitte.

c) Schamottestaub (Probe II).

Die Tabelle 7 enthält die Versuchsprotokolle der Kaninchen, die 23 bis 80 Tage lang pro Tag 1 Stunde einer Bestaubung von 60—80 mg Schamottestaub, Probe II, ausgesetzt worden sind. Aus den Sektionsprotokollen und außerdem aus den beigegebenen Abb. 18 und 19 ist zu ersehen, daß durch Inhalationen dieses Staubes keine erheblicheren Veränderungen bedingt werden wie durch Schamottestaub, Probe I. Wir

Tabelle 7. Schamotte-Staub II.

Kan.-Nr.	Staubinhalationsdauer	Exitus	Mikroskopischer Befund
821	23. VI. 30 bis 15. VII. 30	15. VII. 30	Im Unterlappen starke pneumonisch-exsudative Veränderung mit starker Staubeinlagerung. Übriges Lungengewebe: in der Umgebung der Gefäße zirkumskripte Staubproliferationen, z. T. mit exsudativen Veränderungen und Staubeinlagerung. Diese herdförmigen Veränderungen sind mäßig ausgedehnt.
661	14. I. 30 bis 10. II. 30	10. II. 30	Subpleural an vereinzelten Stellen und in der Umgebung der großen Gefäße zellige Proliferation mit Staubablagerungen intrazellulär, wenig Staub in den Alveolen.
852	16. VII. 30 bis 25. IX. 30	25. IX. 30	Mikroskopische Veränderungen sehr wenig umfangreich, man sieht an vielen Stellen innerhalb der Trabekel Staub in und zwischen den Zellen eingelagert, ohne besondere Reaktionserscheinungen. Beobachtungen, die wir schon nach Kohlenstaubinhalationen gemacht haben. Nur in der Gegend der großen Gefäße stärkere proliferative Prozesse mit Staubablagerung, die auch besonders an den Lymphknötchen in die Erscheinung treten.
817	23. VI.30. bis 1. IX. 30	1. IX.30	Genau dieselben Erscheinungen wie bei dem Tier vorher.
815	23. VI. 30 bis 10. IX. 30	10. IX. 30	Veränderungen etwas stärker als bei dem Tier Nr. 852.

sehen hier nach 80tägiger Versuchsdauer an einzelnen Stellen Staub im Lungengewebe fast reaktionslos eingelagert, ähnlich wie wir (Jötten u. Arnoldi) das schon nach Kohlenstaubinhalation feststellen konnten. Vor allem in der Gegend der großen Gefäße und Bronchien, besonders in der Richtung zur Lungenwurzel, findet man aber auch hier wieder stärkere proliferative Prozesse (siehe Abb. 19) mit Staubablagerung, die besonders in den Lymphknötchen recht erheblich ist. Im ganzen scheint hier ebenso wie beim Kalksteinstaub eine ziemlich rasche Entstaubung der Lungen vor sich zu gehen, was bei diesen beiden Schamottestaubproben um so bemerkenswerter ist, als sie doch einen großen Prozentsatz

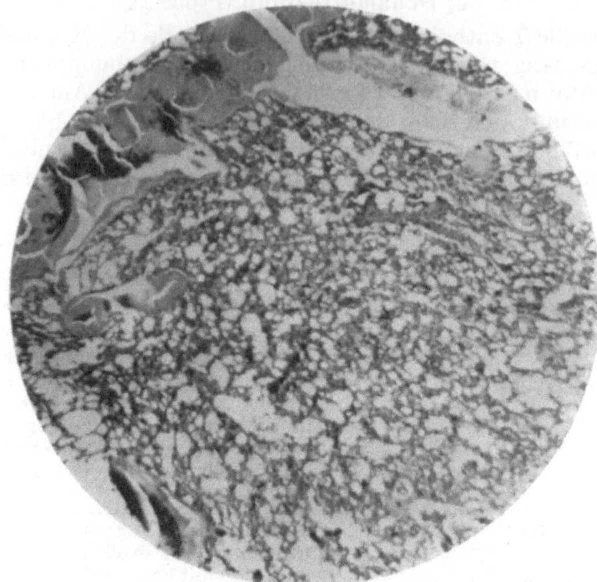

Abb. 18.

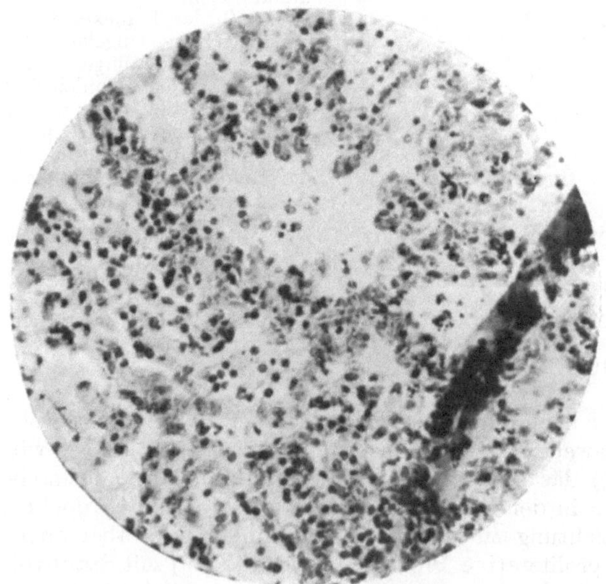

Abb. 19.

Abb. 18 u. 19. Schamottestaub II, Lungenschnitte.

an freier kristallinischer SiO_2 aufzuweisen haben, ganz im Gegensatz zu Tonschiefergesteinstaub (siehe bei Jötten u. Kortmann), bei dem trotz geringeren Gehaltes an freier SiO_2 die Entstaubung gar nicht so schnell erfolgte.

d) **Quarzschamottestaub** (Mehlem).

Wie die Protokolle der Tabelle 8 erkennen lassen, sind bereits 14 Tage nach Beginn der Bestaubung die üblichen Staubreaktionserscheinungen in den Lungen der Kaninchen festzustellen. Dabei liegt der Quarzschamottestaub an den veränderten Lungenstellen zum Teil im Alveolarlumen, zum Teil den Alveolarwänden angelagert, zum Teil in desqua-

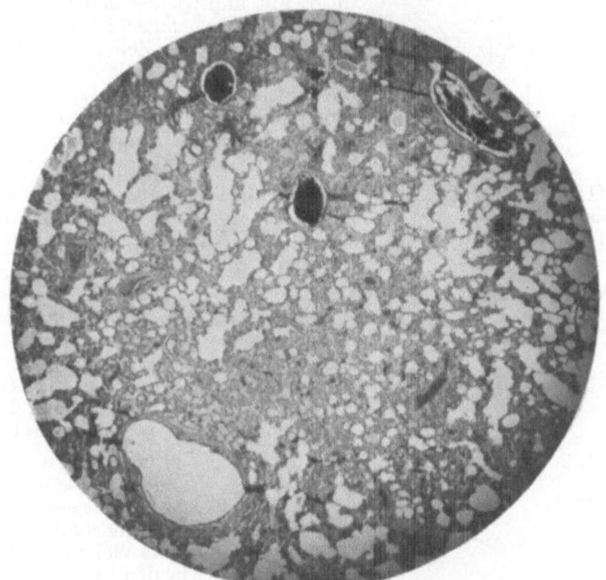

Abb. 20. Quarzschamottestaub, Lungenschnitt.

mierten Epithelien, zum größten Teil aber innerhalb der Zellen (siehe Abb. 20) bzw. Staubzellen und zum kleineren Teil zwischen den Zellen.

Nach 5 Wochen liegt der Staub vorzugsweise schon abtransportiert in den Lymphknötchen. Nach 11—12 Wochen tritt die Staubeinlagerung schon nicht mehr so deutlich in die Erscheinung wie bei den Lungen der früher getöteten Staubtiere. Dafür sind aber schon größere Bezirke der Lungen zellig proliferiert und von exsudativen Prozessen durchsetzt (siehe Abb. 21). An diesen Stellen reaktiver Entzündungserscheinungen sieht man auch gelegentlich schon das Auftreten von kleinen Gefäßen, in deren Umgebung Staubzellen zu finden sind, die reichlich Staub beherbergen. Außerdem lassen sich hier im Zwischengewebe nach van Gieson einige rot gefärbte Bindegewebszellen erkennen. Veränderungen also, die man vielleicht schon als Beginn einer experimentellen Pneumonokoniose deuten könnte. Längere Zeit fortgesetzte Bestaubungsversuche müssen hier Aufklärung bringen. Daß an derartig destruierten

Nr.	Staub-inhalation	Exitus	Mikroskopischer Befund
868	4. VIII. 30 bis 18. VIII. 30	18. VIII. 30	Größter Teil der Lunge intakt, jedoch um die Gefäße herum an den verschiedensten Stellen zellige Proliferation, also Veränderungen, wie man sie als Staubreaktionen immer wieder findet, dazwischen Blutaustritte ins Zwischengewebe. Die Alveolen sind an diesen Zellwucherungsstellen zum großen Teil verschwunden, in den noch erhaltenen liegen z.T. desquamierte Epithelien, in diesen zelligen Veränderungen ist reichlich Staub enthalten, der nur hin und wieder frei im Alveolarlumen liegt, hin und wieder den Wänden der Alveolen dicht angelagert ist, zum größten Teil aber innerhalb der Zellen bzw. Staubzellen und zum kleineren Teile zwischen den Zellen zu finden ist. Die elastischen Fasern sind im Bereich der veränderten Lungenstellen zerrissen und z. T. aufgefasert. In der Spitze pneumonische Veränderungen.
864	4. VIII. 30 bis 25. VIII. 30	25. VIII. 30	Veränderungen genau wie bei Nr. 868, in den Lymphknötchen, besonders in denen, die an den Gefäßen liegen, sind reichliche Staubablagerungen sichtbar.
833	23. VI. 30 bis 21. VII. 30	21. VII. 30	Veränderungen schon bedeutend ausgesprochener, ganz große Partien zellig infiltriert mit exsudativen Prozessen. Die Veränderungen sind z. T. subpleural, besonders aber in der Gegend der großen Gefäße gelegen. Reichlich Staub, besonders innerhalb der Zellen und im Zwischengewebe.
834	23. VI. 30 bis 18. VIII. 30	30. VIII. 30	Nicht so starke Veränderungen wie bei Kan. Nr. 833. Das Lungengewebe und die Zellen zeigen sehr viel Staub mit sehr viel desquamierten Epithelien innerhalb der Lungenbläschen. Besonders viel Staub liegt schon abtransportiert in den Lymphknötchen, die an den Bronchien und an den Gefäßen liegen.
866	4. VIII. 30 bis 6. X. 30	6. X. 30	Die Veränderungen sind genau wie bei den anderen Tieren, nur macht es den Eindruck, als ob sie konsolidierter seien und die Staubabführung in die Lymphräume unmittelbar an den Gefäßen und Bronchien noch stärker geworden wären. Von Bindegewebsentwicklung ist noch keine Spur vorhanden.
830	23. VI. 30 bis 11. IX. 30	11. IX. 30	In der Lunge große Teile durch zellige proliferative und exsudative Prozesse verändert an den bekannten Stellen. Die Staubeinlagerung tritt nicht so deutlich in die Erscheinung wie bei den übrigen Lungen. An den Stellen der reaktiven Entzündungserscheinungen sieht man hin und wieder das Auftreten von kleinen Gefäßen, gerade an solchen Stellen liegen Staubzellen, die reichlich Staub beherbergen, und außerdem sieht man hier im Zwischengewebe nach v. Gieson rot gefärbte Bindegewebszellen.

Lungenpartien Zerreißungen und Auffaserungen der Elastika erfolgt sind, konnte auch bei diesen Untersuchungen wieder festgestellt werden.

Die hier beobachteten Reaktionserscheinungen sind weitgehend identisch mit denen, die Jötten u. Kortmann nach 4—5monatiger Zementstaubinhalation haben feststellen können (siehe Jötten u. Kortmann, Tabelle 1, Kaninchen Nr. 559 und 358).

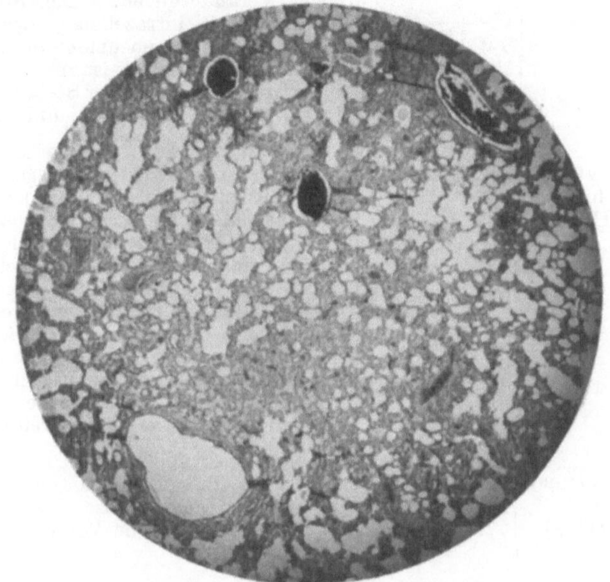

Abb. 21. Quarzschamottestaub, Einlagerung.

e) Quarzschamottestaub (Berlin).

Der Berliner Quarzschamottestaub rief nach 1 Monat lang durchgeführter Inhalation bei den Versuchskaninchen im allgemeinen wenig Lungenveränderungen hervor, jedoch waren an einzelnen Stellen unter der Pleura und in der Gegend der Gefäße und Bronchien die typischen Reaktionserscheinungen festzustellen (siehe Tabelle 9). Nach 3—4 Monaten waren diese dagegen schon ausgesprochener (siehe Kaninchen Nr. 900), die an den verschiedensten Stellen aus erheblichen Zellproliferationen mit intrazellulärer Staubeinlagerung, Gefäßobliterationen und geringer Verminderung der Bindegewebszellen bestehen. Die Staubabführung geht über das Lymphgefäßsystem hauptsächlich in der Richtung zur Lungenwurzel hin vor sich. Die Lymphknötchen lassen deutlich Staubeinlagerung erkennen.

Das elastische Gewebe ist an den Reaktionsstellen erheblich destruiert.

Die Staubveränderungen sind fast dieselben wie bei den Tieren der vorigen Serie nach Einatmung des Mehlemer Quarzschamottestaubes und wie nach Zementstaubinhalation.

Tabelle 9. Quarzschamotte-Staub-Berlin.

Nr.	Staubinhalation	Exitus	Pathologisch-anatomischer Befund
898	10. XI. 30 bis 12. XII. 30	12. XII. 30	Im allgemeinen wenig Veränderungen, jedoch in der Gegend der größeren Gefäße und Bronchien typische Staubveränderungen in Gestalt von Zellproliferationen und exsudativen Veränderungen. Der Staub liegt hauptsächlich intrazellulär; der gesamte Unterlappen ist pneumonisch verändert. Das elastische Gewebe ist zum größten Teil intakt mit Ausnahme der Stellen, die pneumonische Veränderungen und Zellproliferationen zeigen.
900	10. XI. 30 bis 1. III. 31	2. III. 31	Über die Lungen verstreut liegende Staubreaktionsherde, die sich besonders subpleural und in der Umgebung der großen Gefäße und Bronchien finden. Man sieht in den veränderten Stellen reichlich Zellproliferationen mit intrazellulärer Staubeinlagerung, Gefäßobliterationen und ganz geringe bindegewebige Infiltration. Deutlich hervortretend sind die an den Gefäßen und Bronchien liegenden Lymphknötchen mit Staubeinlagerungen. Das elastische Gewebe ist an den veränderten Stellen weitgehend zerstört.
1011	17. XII. 30 bis 1. III. 31	2. III. 31	Der ganze Lungenschnitt zeigt mit Ausnahme der Lungenspitze eine typische exsudativ-pneumonische Veränderung.

f) Kühnsches Lungenpulver.

Im Anschluß hieran sei ganz kurz die Wirkung des Lungenpulvers auf das Lungengewebe besprochen, das, wie früher auseinandergesetzt, auch SiO_2 enthält und zu therapeutischen Inhalationen bei Lungentuberkulose von Kühn empfohlen ist.

Wie ein Blick auf die Abb. 22 und 23 zeigt, ruft es mäßige Reaktionserscheinungen an den schon oft näher beschriebenen Prädilektionsstellen hervor mit viel Staub, der in und zwischen den Zellen des Reaktionsgewebes und dem Lymphgewebe eingelagert ist. Die Reaktionsstärke entspricht ungefähr der bei der Schamottestaubinhalation

Tabelle 10. Kühnsches Lungenpulver.

Kan.-Nr.	Staubinhalationsbeginn	Exitus	Pathologisch-anatomischer Befund
618	14. I. 30	11. II. 30	Mikroskopischer Befund. Mäßig stark bestaubte Lunge mit mäßigen Reaktionserscheinungen, viel Staub in und zwischen den Zellen des Reaktionsgewebes.
665	14. I. 30	14. IV. 30	Mikroskopischer Befund wie bei Tier Nr. 618.

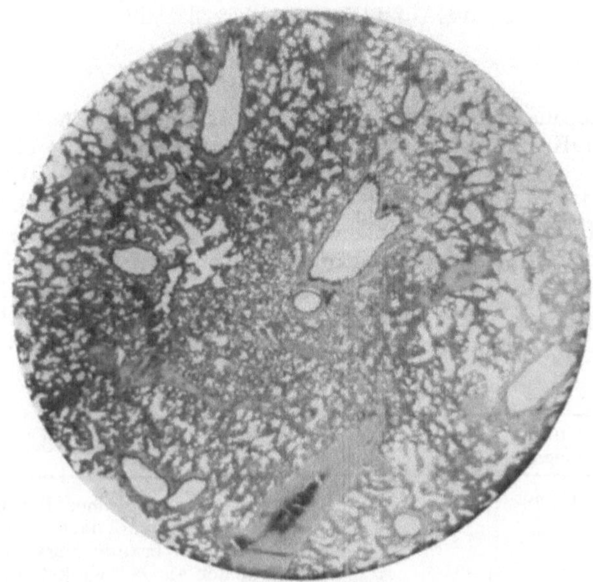

Abb. 22.

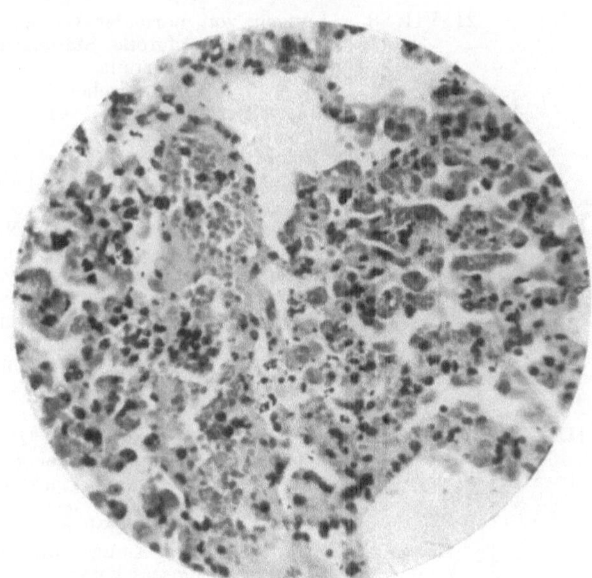

Abb. 23.

Abb. 22 u. 23. Lungenschnitte nach Bestaubung mit Kühnschem Lungenpulver.

beobachteten. Ebenso wie dort ist in der Lungenpulverlunge nur eine mäßige Zerstörung und Aufsplitterung der Elastika festzustellen.

g) Thomasschlackenstaub.

6 Wochen nach Beginn der täglichen Bestaubung finden sich in den Lungen der Kaninchen mäßig starke Veränderungen, die etwas stärker ausgeprägt sind als nach Kalksteinstaubinhalation (siehe Tabelle 11).

Nach $4^1/_2$ Monaten sind die Reaktionserscheinungen erheblich stärkere, ungefähr in gleicher Stärke wie nach Quarzschamottestaub (siehe Abb. 24 und 25). Von den Kaninchen Nr. 821, 827 und 855 ließ nur das veränderte Lungengewebe des Tieres Nr. 855 (nach etwa 5monatiger Bestaubung) eine ganz geringe Bindegewebsentwicklung erkennen. — Auch bei dieser Staubprobe liegt der Staub an den immer wieder ge-

Tabelle 11. Thomasschlackenstaub.

Kan. Nr.	Staubinhalationsbeginn	Exitus	Pathologisch-anatomischer Befund
816	5. III. 28	16. IV. 28	Mikroskopischer Befund. Veränderungen wie nach Kalksteinstaub. Mäßig starke Veränderungen, allerdings etwas stärker als bei Kalkstein, fast ebenso wie nach Textilstaubinhalation. Mäßig starke Staubeinlagerungen intra- und extrazellulär.
821	5. III. 28	21. VII. 28	Lungen von normaler Größe, subpleurale, stecknadelkopfgroße Staubherde über die ganze Lunge verteilt. Mikroskopischer Befund. Starke Veränderungen, besonders unter der Pleura und um die Gefäße herum kleinere Zellinfiltrationsherde, die starke Staubeinlagerungen aufzuweisen haben.
827	5. III. 28	21. VII. 28	Sektionsbefund wie bei Tier Nr. 821 Mikroskopischer Befund. An einzelnen Stellen der Lunge stärkere Verdichtungen, besonders um die Gegend der großen Gefäße und Bronchien herum, infolgedessen Alveolenverschluß. Zahlreiche Staubeinlagerungen. Keine bindegewebige Induration.
855	5. III. 28	1. VIII. 28	Lunge etwas vergrößert. Der obere Teil etwas emphysematös, über die Lunge verteilt vereinzelte, graue, stecknadelkopfgroße subpleurale Herde. Mikroskopischer Befund. Stark bestaubte Lunge mit ausgebreiteten Staubreaktionserscheinungen, die unter der Pleura beginnen und sich hauptsächlich um die großen Gefäße und Bronchien herum entwickelt haben. Geringe Bindegewebsentwicklung in den Reaktionsbezirken.

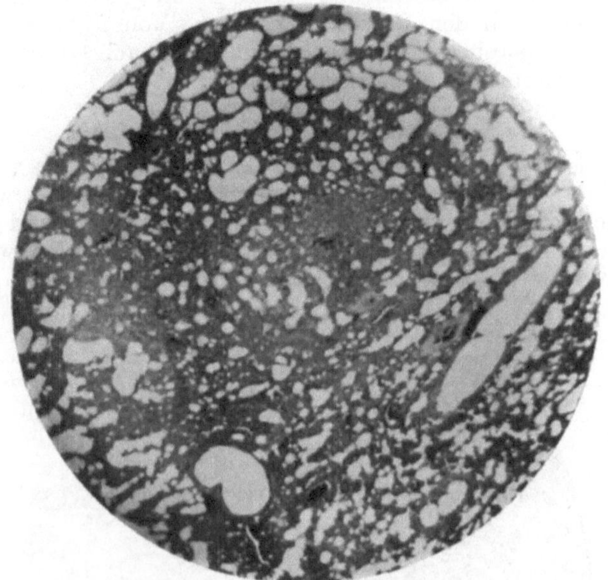

Abb. 24.

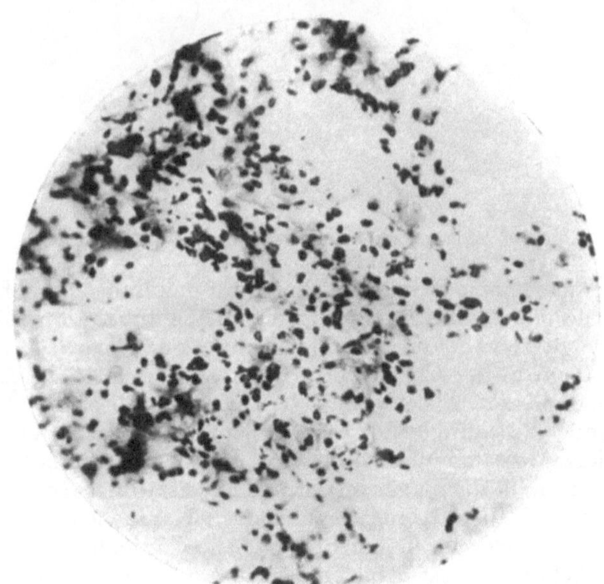

Abb. 25.

Abb. 24 u. 25. Lungenschnitte nach Bestaubung mit Thomasschlackenstaub.

fundenen Prädilektionsstellen und ebenso kommt es auch hier zur Elastikadestruierung in den Reaktionsbezirken. Von irgendwelchen Verätzungen oder Gewebsverletzungen durch den inhalierten Staub war bei den Versuchskaninchen nichts festzustellen.

h) Karbonat- und Sulfobleiweißstaub.

Der Bleistaub mußte wegen seiner Giftigkeit, über die von Jötten u. Scharlau schon eingehend an anderer Stelle berichtet worden ist, sehr vorsichtig mit langsam steigenden Inhalationszeiten und geringeren Staubmengen (20—30 mg pro Kubikmeter) dosiert werden, wie wir das bereits im Kapitel „Beschreibung der verschiedenen Staubarten“ aus-

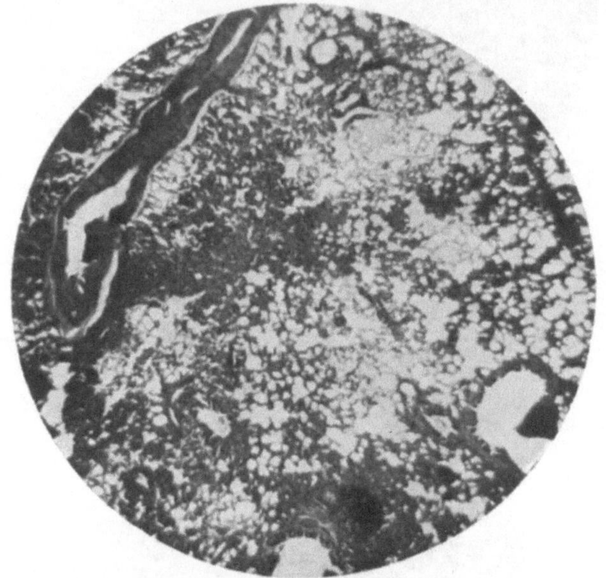

Abb. 26. Lungenschnitt nach Karbonatbleiweiß-Bestaubung.

einandergesetzt haben. Seine Wirkung auf das Lungengewebe war recht mäßig. Die monatelang fortgesetzte tägliche Inhalation führte nur zu schwachen reaktiven Veränderungen unter der Pleura (siehe Abb. 27), und vor allem in der Gegend der größeren Gefäße (siehe Abb. 26) und Bronchien und zur Anschwellung der Lymphknötchen. An einzelnen Stellen sind Verdickungen der Alveolarsepten festzustellen in Gestalt von Zellproliferationen und hin und wieder auch von Ödembildung (siehe Abb. 28). Die Staubeinlagerung ist nach Bleistaubeinatmung sehr wenig ausgeprägt und ausgedehnt. In einzelnen Kaninchenlungen sieht man nur ganz wenig oder gar keinen Staub (siehe Kaninchen Nr. 882, 883, 885 und 368), bei anderen ist dagegen als charakteristischer Staubbefund das Auftreten von punktförmigen Staubteilchen innerhalb der Zellen lediglich in Zellproliferationsbezirken zu beobachten (siehe Kaninchen Nr. 884 und 368 in Tabelle 12 und 13 und Abb. 28).

Tabelle 12. Carbonatbleiweiß.

Nr.	Staubinhalation	Exitus	Mikroskopischer Befund
882	27. X. 30 bis 29. XI. 30	29. XI. 30	Schwache reaktive Veränderungen im Lungengewebe um die Gefäße und Bronchien herum. Anschwellung der Lymphknötchen an den Bronchien und Gefäßen deutlich in die Erscheinung tretend. Ganz wenig Staub innerhalb der Zellen liegend.
883	27. X. 30 bis 18. XII. 30	18. XII. 30	Veränderungen wie bei Tier Nr. 882.
885	27. X. 30 bis 5. II. 31	5. II. 31	Mikroskopisch ganz schwach ausgebildete reaktive Staubveränderungen, an einzelnen Stellen sind Verdickungen der Alveolarsepten festzustellen in Gestalt von Zellproliferationen und hin und wieder auch Exsudation. Von Staubeinlagerung ist nichts zu sehen.
884	27. X. 30 bis 20. II. 31	20. II. 31	Genau dieselben Veränderungen wie bei Tier Nr. 885, nur sieht man hin und wieder in den veränderten Gewebsteilen große mit punktförmigen Staubteilchen angefüllte Staubzellen.

Tabelle 13. Sulfobleiweiß.

Kan.-Nr.	Staubinhalationsbeginn	Exitus	Pathologisch-anatomischer Befund
368	22. VII. 29	13. IX. 29	Mikroskopischer Befund. Geringe Staubreaktionen. Der größte Teil der Lunge intakt, an einzelnen Stellen besonders um die Gefäße und Bronchien herum Zellproliferationen mit geringen Staubeinlagerungen. Geringe Schwellung der Lymphknoten, die vereinzelte Staubzellen aufzuweisen haben.
369	22. VII. 29	18. IX. 29	Ausgedehnte subkutane Eiterung der Bauch- und Brustgegend. Im Oberlappen einige kleine pneumonische Herde. Niere, Milz, Leber: o. B. Mikroskopischer Befund. Etwas stärkere Veränderungen wie bei Tier Nr. 368, besonders im Oberlappen. In den Reaktionsstellen Ödem! Staubzellen!

Aus diesen Beobachtungen geht eine recht schnell vor sich gehende Befreiung der Lungen von Bleistaub hervor. Daran ist sicherlich auch eine Auflösung des Bleies in der Gewebsflüssigkeit der Lungen mitbeteiligt, was durchaus möglich ist, da ja die Löslichkeit von Bleiweiß in kohlensäurehaltigem Wasser, wie wir früher schon betont haben, als

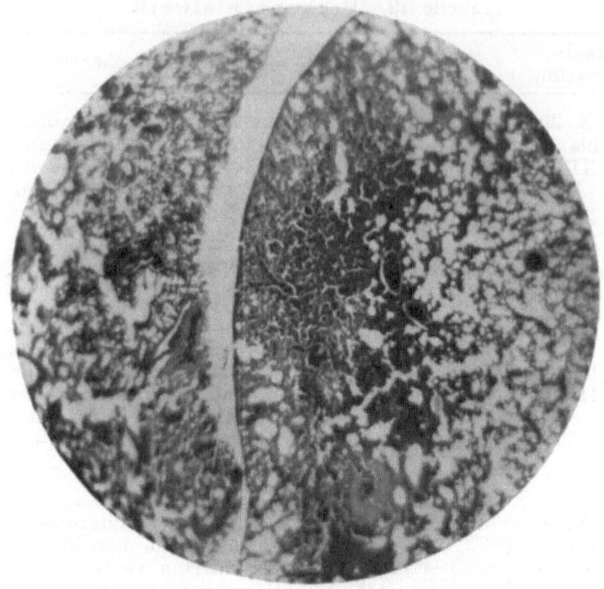

Abb. 27.

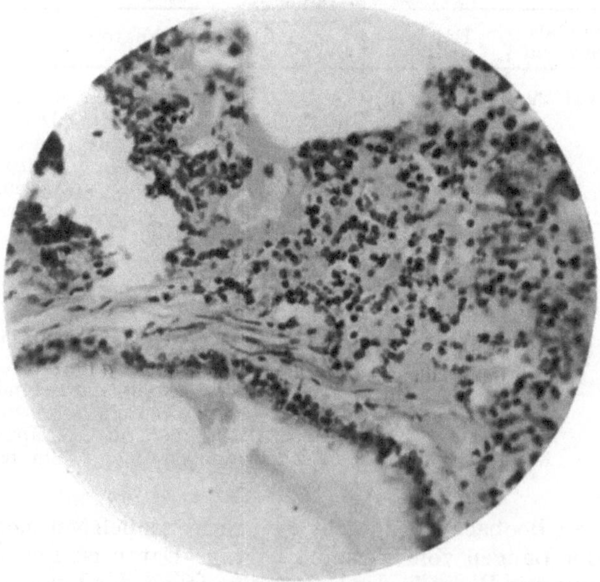

Abb. 28.

Abb. 27 u. 28. Lungenschnitte nach Sulfobleiweiß-Bestaubung.

ziemlich gut bis gut zu bezeichnen ist. Jedenfalls beherbergten die Lungen der Bleistaubkaninchen die geringsten Staubmengen von allen in diesen Versuchsserien beobachteten Versuchstieren.

i) Baumwolltextilstaub.

Diese Serie umfaßt 9 Kaninchen, die in besonderen Käfigen bis zu 6 Monaten in den Kardenräumen der Firma Niehues & Dütting in Nordhorn direkt hinter den Kratzen aufgestellt waren, die also bis zu 6 Monaten denselben Staub zu inhalieren hatten, wie die dort beschäftigten Textilarbeiter. Die Staubmengen in der Nähe der Kratzen bewegten sich, wie mehrere Messungen unsererseits ergeben haben, zwischen 7,6 und 139 mg pro Kubikmeter Gewerbeluft. Von diesen 9 Tieren starben 2 Kaninchen akut nach 8 bzw. 12 Tagen (siehe Tabelle 14). Sie ließen in ihren Lungen eine starke Verstaubung und eine erhebliche Reaktion auf die Staubinhalation erkennen mit exsudativ pneumonischen Prozessen. Besonders bemerkenswert ist in einigen Alveolen und Bronchien der Befund von verzweigten Baumwollfäden mit angelagerten Zellen und geronnenem Exsudat (siehe Abb. 29 und 30). In anderen Luminis sieht man Exsudat, in dem deutlich ein Netz von Fäden zu erkennen ist. Außerdem ist in und zwischen den Zellen Staubeinlagerung besonders in den Lymphspalten und um die Lymphknoten herum zu beobachten. Die weiteren Tiere, die im Verlauf der nächsten 3—4 Monate starben, ließen die üblichen Staubreaktionserscheinungen erkennen, die zum großen Teil wohl auf die Inhalation der neben den Baumwollfasern im Fabrikstaub mit vorhandenen mineralischen Staube (siehe Abb. 10 und 11) zurückzuführen sein dürften. Dieser kleine kristallinische Staub

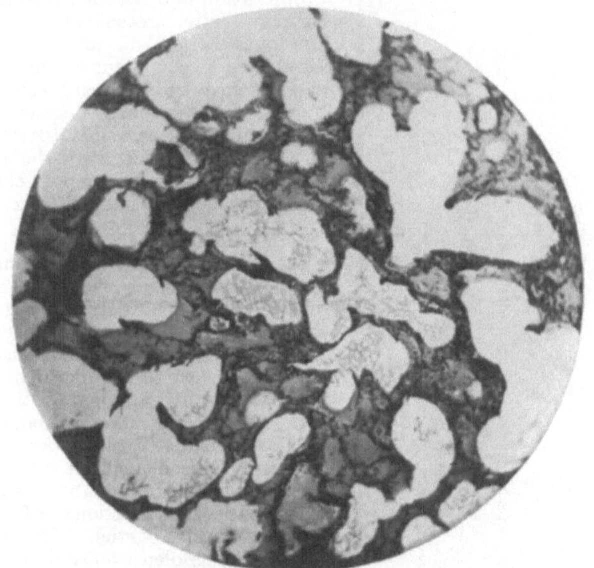

Abb. 29. Baumwolltextilstaub im Lungenschnitt.

Tabelle 14. Baumwolltextilstaub.

Kan.-Nr.	Staubinhalationsbeginn	Exitus	Pathologisch-anatomischer Befund
961	10. X. 28	1. V. 29	Mikroskopischer Befund. Bei Lupenvergrößerung sieht man einen ganzen Teil des Lungengewebes intakt, dazwischen sind aber unterhalb der Pleura und um die Gefäße und Bronchien herum Verdichtungen feststellbar. Bei stärkerer Vergrößerung sieht man, daß diese Verdichtungen reaktive, entzündliche Erscheinungen sind, die zu einer Verdickung der Trabekel mit ödematöser Durchtränkung, Zellproliferation und Alveolenverschluß geführt haben. Weiter treten auf dem Schnitt die Lymphknötchen, die an den Gefäßen und Bronchien liegen, deutlich in Erscheinung, sie scheinen entzündlich geschwollen. Nach van Gieson keine bindegewebige Induration feststellbar. Die Elastikafärbung zeigt in den entzündlich veränderten Lungenpartien Auffaserung und Zersprengung. Staubeinlagerung wie bei Tier Nr. 963.
963	10. X. 28	9. XII. 28	Mikroskopischer Befund. Die Veränderungen wie bei Tier Nr. 961, jedoch sind die Veränderungen um die großen Gefäße herum viel intensiver, infolgedessen sind die ganzen anliegenden Bezirke induriert und außerdem ist die ödematöse Durchtränkung viel stärker. Reichlich Staub in den Phagozyten, Staubzellen, Histiozyten des Proliferationsgewebes und in dem Zwischengewebe, besonders aber reichlich in den Lymphknötchen in der Nähe der Gefäße. Destruktion der Elastika in den entzündlichen Partien. In den Alveolen und Bronchiolen verzweigte Fäden, die Bruchteile der Baumwollfäden darstellen.
892	10. X. 28	1. V. 29	Mikroskopischer Befund. Bei Lupenvergrößerung die gleichen Veränderungen wie bei Tier Nr. 961, nicht so stark wie bei Tier Nr. 963. Staubeinlagerung nicht intensiv, auch nicht in den Lymphknötchen.
893	10.X. 28	1. V. 29	Mikroskopischer Befund. Veränderungen nicht ganz so stark wie bei Tier Nr. 892. Verhältnismäßig viel intaktes Lungengewebe. Staubeinlagerung sehr mäßig, besonders in den gut hervortretenden Lymphknötchen.
903	14.V. 28	6. VII. 28	Mikroskopischer Befund wie bei Tier Nr. 963.

Tabelle 14 (Fortsetzung).

Kan.-Nr.	Staubinhalationsbeginn	Exitus	Pathologisch-anatomischer Befund
670	10. I. 28	30. III. 28	Mikroskopischer Befund. Ganz akute Reaktionserscheinungen in den Lungenabschnitten unterhalb der Pleura bis zu den Gefäßen und Bronchien gehend, die aus denselben Veränderungen bestehen wie bei den Tieren Nr. 963 und 903. Reichlich Staub vorhanden in und zwischen den Zellen, reichlich in den Lymphknötchen. Vakiierendes Emphysem. In den Alveolen und Bronchiolen eine Menge verzweigter Fäden, an die sich einige Zellen und geronnenes Exsudat angelagert haben.
809	2. III. 28	14. III. 28	Mikroskopischer Befund. Starke Verstäubung der ganzen Lunge. Das ganze Lungengewebe ist in starker Reaktion auf die Staubinhalation. Exsudativ-pneumonische Prozesse. Starke Blutaustritte. In einigen Alveolen und Bronchiolen findet man verzweigte Baumwollfäden, mit angelagerten Zellen und geronnenem Exsudat. In anderen Luminis sieht man Exsudat, in dem deutlich ein Netz von Fäden zu erkennen ist.
842	11. I. 28	12. V. 28	Mikroskopischer Befund. Die ganze Lunge zeigt gleichmäßig von der Pleura ausgehend bis zu den großen Gefäßen und Bronchien Zellproliferationen und eine große Verbreiterung der Septen. In diesen Zellproliferationen sieht man Staub reichlich eingelagert und zwar in den Zellen, selbst unter den Phagozyten und Histiozyten und vor allem in großer Menge von den Lymphknoten aufgenommen. In diesen reaktiven Zellwucherungen sind die Alveolen verschwunden und dazwischen liegen große Luftlöcher, die durch Zerreißung der Zwischenwände aus mehreren Alveolen entstanden sind. Ein großer Teil des Lungengewebes ist allerdings noch normal. Ödematöse Durchtränkung fehlt so gut wie ganz. Geringe bindegewebige Wucherung. Die Elastika ist weitgehend erhalten, nur an den Stellen, wo Reaktionsgewebe vorhanden ist, aufgefasert. In den Alveolen und Bronchiolen verzweigte Fäden, die Bruchteile der Baumwollfäden darstellen.
858	2. III. 28	18. III. 28	Mikroskopischer Befund. Ein großer Teil des Lungengewebes ist intakt, ein anderer kleinerer Teil zeigt exsudativ-pneumonische Veränderungen. In und zwischen den Zellen Staubeinlagerung, besonders aber in den Lymphspalten und um die Lymphknoten herum. In den Alveolen und Bronchiolen eine Menge verzweigter Fäden, an die sich einige Zellen und geronnenes Exsudat angelagert haben.

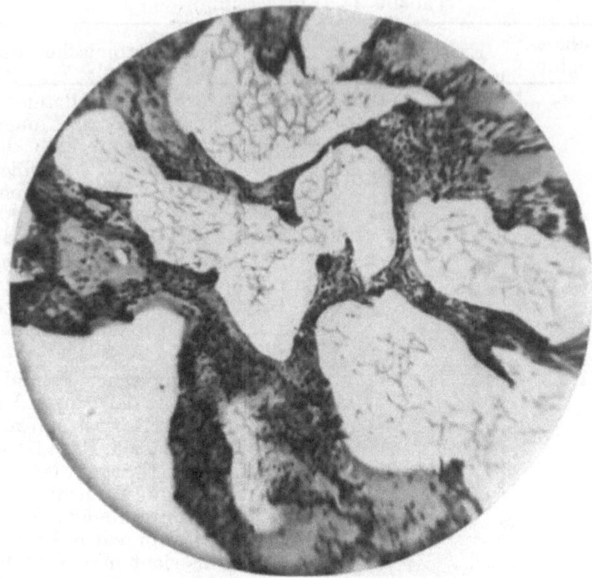

Abb. 30. Baumwolltextilstaub im Lungenschnitt (starke Vergrößerung).

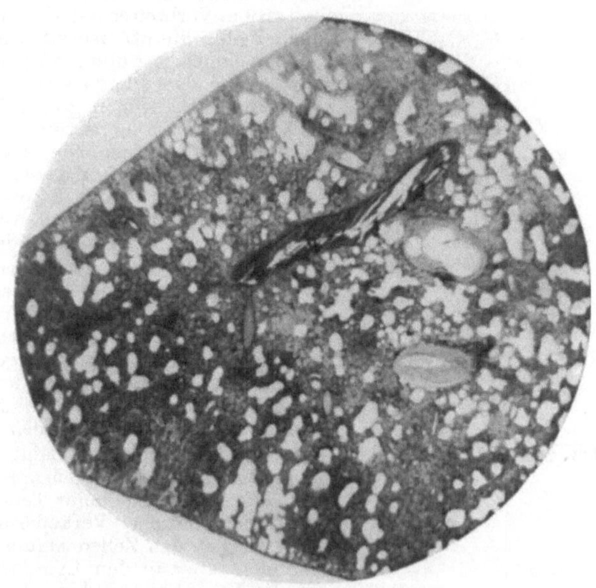

Abb. 31. Lungenschnitt nach Baumwollbestaubung.

findet sich reichlich in den verbreiterten Alveolarsepten (siehe Abb. 32), in und zwischen den Zellen, in Phagozyten bzw. Histiozyten des Proliferationsgewebes und auch reichlich in den Lymphknötchen in der Nähe der Gefäße. Außerdem fanden sich Baumwollfäden bzw. Bruchstücke derselben in den Alveolen und Bronchien. Die restlichen 3 Versuchstiere (siehe Kaninchen Nr. 961, 892 und 893) überstanden die ganze Versuchszeit von annähernd 6 Monaten und wurden dann zur Sektion gebracht. Sie zeigten durchweg nicht mehr so starke Staubreaktionserscheinungen wie die früher interkurrent eingegangenen Tiere. Bei stärkerer mikroskopischer Vergrößerung sieht man, daß die zu beobachtenden Gewebsverdichtungen reaktive, entzündliche Erscheinungen sind, die zu einer Verdickung der Trabekel mit ödematöser Durchtränkung, Zellprolifera-

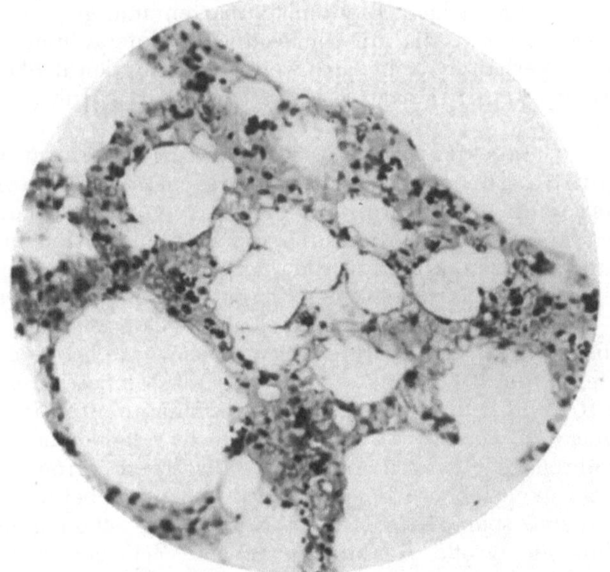

Abb. 32. Lungenschnitt nach Baumwollbestaubung (stärkere Vergrößerunng).

tion und Alveolenverschluß mit vikariierendem Emphysem geführt haben. Weiter zeigt sich auf den Schnitten auch hier wieder ein deutliches Hervortreten der Lymphknötchen, die entzündlich verändert zu sein scheinen. Das elastische Gewebe ist an derartig veränderten Lungenstellen geschädigt. Die Staubeinlagerung ist in diesen etwa 6 Monate lang bestaubten Kaninchenlungen verhältnismäßig gering, so daß besonders nach einem Vergleich mit den Lungen der interkurrent bzw. früher gestorbenen Tiere an eine Gewöhnung bzw. an eine ziemlich schnell vor sich gehende Entstaubung bei den längere Zeit im Versuch befindlichen Versuchstieren zu denken ist.

Die Staubreaktionserscheinungen waren im übrigen nach diesem Baumwolltextilstaub nicht stärker als nach Inhalation der anderen hier besprochenen Staubarten.

Schlußfolgerung.

Die von den vorstehend genauer besprochenen Staubsorten hervorgerufenen Lungenveränderungen waren trotz mehrere Monate lang fortgesetzter und 1 Stunde pro Tag dauernder Bestaubung nicht sehr erheblich und übertrafen nicht die Reaktionserscheinungen, die von Jötten u. Kortmann nach Zementstaubeinatmung beobachtet werden konnten, trotzdem unter ihnen die Quarzschamotte- und Schamottestaube einen viel höheren Gehalt an freier kristallisierter SiO_2 aufzuweisen hatten. Vielleicht ist es hier die Beimengung der Al_2O_3, die eine weitgehende Unschädlichmachung der SiO_2-haltigen Staubarten bedingt.

Die stärkste Wirkung war neben Quarzschamotte- nach Kalkstein- und Thomasschlackenstaubinhalation festzustellen, sodann kam der Baumwolltextil-, der Schamotte- und der Kühnsche Lungenpulverstaub, während die beiden Bleiweißstaubarten nur ganz geringfügige Veränderungen setzten, die mit sehr schneller Entstaubung verbunden waren. Dieses Verhalten deckte sich weitgehend mit den Beobachtungen, die Jötten u. Arnoldi nach Kalkstaub ($Ca(OH)_2$)-Inhalation haben machen können.

Eine richtige Staublunge konnte mit keinem der ausprobierten Staube innerhalb der bis jetzt gebrauchten Inhalationszeiten experimentell erzeugt werden. Aber trotzdem tragen die Veränderungen, die durch die Staubinhalation in den Versuchstierlungen hervorgerufen wurden, mit Ausnahme der Bleiweißtiere, schon einen gewissen pathologischen Charakter. Sie bedingen aber keine derartige Wirkung, daß eine unmittelbare Schädigung des tierischen Organismus dadurch hervorgerufen wird. Das wurde besonders deutlich bei den Tieren, die 5—6 Monate lang im Kalksteinbetrieb unmittelbar neben der Rohmühle und in den Kratzenräumen unmittelbar neben den Kratzen gehalten wurden, wo sie täglich recht erheblichen Staubatmosphären während der ganzen Arbeitszeit ausgesetzt waren.

Man sieht auch hier wieder, und zwar besonders bei den Kalksteinstaubtieren, daß sehr große Mengen Staub (300—400 mg pro Kubikmeter) ohne allzugroße Reaktionen längere Zeit eingeatmet werden können.

4. Versuche über den Ablauf der experimentellen Lungentuberkulose nach Inhalation der verschiedenen Staubarten.

In diesen Versuchen wurden auch wieder aus den von Jötten u. Arnoldi auseinandergesetzten Gründen Kaninchen als Versuchstiere herangezogen, die dann zunächst monatelang ebenso wie die im vorigen Kapitel besprochenen Staubtiere der Bestaubung ausgesetzt und dann auf intravenösem Wege mit $^1/_{50}$—$^1/_{100}$ mg des bekannten kaninchenvirulenten Typ. hum. Tuberkelbazillenstammes „Schröder-Mietzsch-Baumgarten“ infiziert wurden. Nach dieser Infektion wurde die Bestaubung noch einige Wochen fortgesetzt. Wir haben diese Form der intravenösen Infektion bei diesen Versuchen immer gewählt, weil sie eine genauere Dosierung ermöglichte als die früher von uns gewählte Form der ärogenen Infektion. Außerdem mußte sie auch aus Zweckmäßigkeitsgründen wegen Vergleichsmöglichkeiten herangezogen werden, da wir ja die Infektion der in den Betrieben befindlichen Versuchstiere nicht auf ärogenem Wege vornehmen konnten.

Die Veränderungen bei den Kaninchen nach derartigen Infektionen mit dem Stamm Schröder-Mietzsch-Baumgarten sind kurz zusammengefaßt in den Lungen vorwiegend multipler, exsudativer und progredienter Natur. Pathologisch-anatomisch lassen sie meist lobuläre oder lobäre spezifische Pneumonien mit großzelligem Exsudat, Alveolarverfettung und Verkäsung erkennen und nach längerer Versuchsdauer auch Auftreten von Kavernen. Daneben sind miliare Tuberkel zu beobachten mit Hepatisation der benachbarten Alveolen und zelliger Infiltration der Alveolarwände und schließlich Auftreten von produktiven neben exsudativen Veränderungen. Die tuberkulösen Herde sitzen hauptsächlich unter der Pleura und um die Gefäße und Bronchien herum (vgl. Jötten u. Kortmann). Außer diesen Lungenveränderungen waren gewöhnlich auch andere Organe tuberkulös erkrankt, besonders die Nieren, die hauptsächlich in der Rinde oft sehr stark von Tuberkeln durchsetzt waren. In geringerem Maße waren Auge, Milz und Leber in Mitleidenschaft gezogen. In einzelnen Fällen war die Nierentuberkulose so ausgesprochen, daß sie als Todesursache angesprochen werden mußte, da der gleichzeitig erhobene Lungenbefund verhältnismäßig gering war (Jötten u. Arnoldi).

Weiter wurden dann außer diesen Versuchsserien, bei denen nur eine einmalige Infektion mit Tuberkelbazillen erfolgte, die ungefähr gegen Ende der Bestaubung vor sich ging, auch solche angesetzt, bei denen die Kaninchen ungefähr 1 Monat vor Beginn der Bestaubung einer Inhalation fein versprayter ganz schwach kaninchenvirulenter Tuberkelbazillen vom Typus humanus (Stamm M. 1373 und 1376 von Prof. Eber, Leipzig) in den bekannten Inhalationstürmen (Jötten u. Arnoldi $^1/_2$ Stunde lang ausgesetzt wurden. In letzter Zeit wurden diese Vorimmunisierungen auch mit kleinen Dosen ($^1/_{25}$ mg) mit ein- oder zweimaliger intravenöser Injektion ausgeführt.

Wie schon Jötten u. Arnoldi bzw. Kortmann auseinandergesetzt haben, setzte bei derartig vorbehandelten Kaninchen die zweite Infektion, die durchschnittlich 5 Monate später (gegen Ende der Bestaubungsversuche) vorgenommen wurde, andere tuberkulöse Veränderungen, die vorwiegend in Herden von tuberkulösem Granulationsgewebe bestanden und oft beträchtliche periphere Bindegewebsentwicklung aufwiesen = produktive Form. Zellige Exsudation fand sich gelegentlich nur in vereinzelten Alveolengruppen. Bei einzelnen Versuchstieren waren die Veränderungen auf subpleurale und peribronchiale Herde beschränkt, die scharf gegen die Umgebung abgesetzt einen bindegewebigen Randsaum erkennen ließen. Ein Teil dieser Tiere (besonders der unbestaubten Kontrollen) ließ trotz der Reinfektion so gut wie keine tuberkulösen Veränderungen erkennen, Erscheinungen also, die von Jötten u. Pfannenstiel jetzt näher studiert und beschrieben und wohl als Anzeichen einer Immunität gegen Tuberkulose zu deuten sind. Nur ein ganz kleiner Teil dieser vorinfizierten Tiere hatte progredientere Prozesse aufzuweisen, die wohl auf eine besondere individuelle Anfälligkeit zurückzuführen sein dürften.

Wie schon häufiger von uns betont, ist diese Versuchsanordnung besonders empfehlenswert, einmal weil sie vielmehr der Form der Lungentuberkulose, wie sie meist beim Erwachsenen verläuft, entspricht, und dann vor allem, weil mit dieser Versuchsanordnung viel feinere Unterschiede bezüglich der durch Inhalation der verschiedenen Staubarten bedingten Staublungentuberkulose zu erkennen waren. Ja bei Fehlen dieser Vorimmunisierung wäre bei manchen der von uns untersuchten Staubarten überhaupt keine Entscheidung oder Abstufung möglich gewesen.

a) Versuche mit Kalksteinstaub.

Die erste Versuchsserie, bestehend aus 8 Versuchstieren hatte zunächst vom 14. II. bis zum 7. V. 1928 Kalksteinstaub inhaliert und dann wieder vom 1. VI. bis zum 1. VII. 1928, nachdem am 19. V. eine intravenöse Infektion von je $^1/_{90}$ mg Typ. hum. Schröder-Mietzsch-Baumgarten vorgenommen war. Außerdem hatten die ersten 6 Tiere (Nr. 801, 802, 803, 805, 807 und 810) eine äerogene Vorimmunisierung mit dem kaninchenschwachvirulenten M. 1373 am 18. XI. 1927 durchgemacht (siehe Tabelle 15, Versuch Nr. 1). Mit Ausnahme der Kaninchen Nr. 805 und 803, die am 31. V. bzw. 14. VI. 1928 interkurrent eingegangen waren, wurden alle anderen Versuchstiere am 7. VII. 1928 umgebracht zusammen mit den drei Kontrollen Nr. 907, 908 und 909, die lediglich am 19. V. $^1/_{90}$ mg Tuberkelbazillen (Schr. M. B.) intravenös erhalten hatten. Diese 3 Tiere zeigten bei ihrere Sektion am 7. VII. 1928 eine mittlere bis etwas stärkere Lungentuberkulose mit ziemlich erheblichen, herdförmigen, tuberkulösen, exsudativen Veränderungen, die zum Teil in käsigem Zerfall begriffen sind, wobei die Lungen selbst nicht unerheblich vergrößert sind. Die beiden „Frischtiere“ Nr. 847 und 850 zeigen dieselben Veränderungen und gleichzeitig lassen sie auch eine weitgehende Entstaubung erkennen.

Wesentlich weniger ausgeprägt sind die Veränderungen bei den übrigen Versuchstieren, den sogenannten Immuntieren. Makroskopisch zeigen die Lungen kaum Veränderungen, abgesehen von einigen stecknadelkopf- bis linsengroßen abgekapselten Herden. Mikroskopisch (siehe Tabelle 15, Versuch Nr. 1) findet man einen großen Teil des Lungengewebes intakt, nur unter der Pleura und in der Umgebung der großen Gefäße und Bronchien zellige Infiltration und Tuberkelbildung, die zum Teil exsudativen Charakter haben, größtenteils aber bindegewebige Induration und Neigung zur Abkapselung erkennen lassen. Der Kalksteinstaub liegt an solchen reaktiv veränderten Stellen teils in, teils zwischen den Zellen, vorzugsweise aber in den Lymphsträngen und Lymphknötchen, die sich in der Umgebung der Gefäße und Bronchien befinden. Diese Versuche lassen also keine Beförderung der experimentellen Lungentuberkulose durch 4monatige Bestaubung mit Kalksteinstaub erkennen, was besonders deutlich wird, wenn man diese Bestaubungsresultate mit denen vergleicht, die wir in fast gleichzeitig angestellten Versuchen einmal mit Tonschiefergesteinstaub und dann andererseits mit Zementstaub erzielen konnten, über die schon Jötten u. Kortmann in der zweiten Mitteilung berichtet haben. Fast die gleichen Beobachtungen wie nach Zementstaubinhalation und erheblich weniger als nach der Bestaubung mit dem SiO_2-haltigen Tonschiefergesteinstaub, der die durch die vorherige Tuberkelbazilleninfektion bedingte relative Immunität bei den bestaubten Kaninchen durchbrochen hat, während das nach Kalkstein- in gleicher Weise wie nach Zementinhalation nicht der Fall war.

Dieselben Beobachtungen konnten in einer zweiten großen Versuchsreihe mit je 5 „Frischtieren" und „Immuntieren" und ebenso vielen unbestaubten Kontrollen gemacht werden. Die Versuchsergebnisse finden sich in der Tabelle 15, Versuch Nr. 2. Überblickt man hier die Resultate, so kann man sich nicht des Gedankens erwehren, daß die Staubtiere und zwar auch die nicht spezifisch vorbehandelten in dieser Serie nicht so erhebliche tuberkulöse Prozesse aufwiesen wie die unbestaubten Tiere. Außerdem findet man bei diesen in und um den Tuberkeln auch nicht soviel Bindegewebszellen und -stränge wie bei beiden Arten von Staubtieren, wenngleich hin und wieder auch bei diesen Kaninchen exsudative Zerfallsprozesse neben abgekapselten Herden festgestellt werden konnten.

Und schließlich brachte ein dritter Versuch, der in der Praxis nämlich neben der Rohmühle bei Wicking in Lengerich angestellt war, ein entsprechendes bestätigendes Resultat. Die Kaninchen waren in besonderen Käfigen vom 25. XI. 1927 bis zum 25. IV. 1928 (5 Monate lang) in der Fabrik untergebracht und wurden zwischendurch am 22. III. 1928 mit $^1/_{70}$ mg Typ. hum. Schröder-Mietzsch-Baumgarten infiziert. Nach ihrem Abtransport aus der Fabrik starb das eine Tier (Nr. 837), während das zweite Kaninchen (Nr. 838) zusammen mit den gleichzeitig mitabgeholten Zementstaubtieren (siehe Jötten u. Kortmann) noch über 2 Wochen in Münster lebten und dann mit den unbestaubten Kontrollen umgebracht wurden.

Diese Praxisversuchstiere hatten, worauf wir schon beim Zementstaub hinweisen konnten, viel länger und viel mehr Staub inhaliert als die gleichzeitig in Münster im Laboratoriumsversuch (siehe Versuch Nr. 1 und 2) befindlichen Frischtiere, die doch täglich nur 1 Stunde lang bestaubt wurden. Aber trotzdem waren ebenso wie bei den Zementstaubtieren die tuberkulösen Lungenveränderungen nicht wesentlich schwerere als bei den entsprechenden Laboratoriumsstaubtieren, übrigens auch in Übereinstimmung mit den Mitteilungen, die wir schon im Kapitel „experimentelle Pneumonokoniosen" gemacht haben. Vor allem ist aber darauf hinzuweisen, daß die tuberkulösen Prozesse bei diesen Kalksteinstaubtieren lange nicht so ausgedehnt waren, wie bei den gleichzeitig infizierten, aber kürzere Zeit bestaubten Tonschiefergesteinstaubtieren, deren Lungen fast ganz von linsen- bis erbsengroßen Knötchen durchsetzt waren. Wie die beigegebenen Abb. 33 und 34 erkennen lassen, sind derartig große Tuberkel in den Lungen der Fabrik-Kalkstein-Staubtiere nicht sichtbar, sondern höchstens nur solche bis zur

Tabelle 15. **Vergleichende Versuche über den Ablauf der Lungentuberkulose bei einzeitiger und zweizeitiger Infektion nach Staubinhalation.**

Nr.	Staub-inhalation	Infektion	Exitus	Pathologisch-anatomischer Befund	Tb.
				Versuch Nr. 1. Inhalation von Kalksteinstaub.	
801	14. II. bis 7. V. 28 1. VI. bis 1. VII. 28	18. XI. 27 450 mg M. 1373 in 40 ccm NaCl, davon 25 ccm in 60 Min. versprayt. 19. V. 28 $^1/_{90}$ mg Schr. M. i. v.	7. VII. 28.	Lungen fast kaum verändert, in unteren Partien einige größere Herdchen. Organe frei. Mikroskopischer Befund: Großer Teil des Lungengewebes unverändert intakt, besonders in der Umgebung der großen Gefäße und Bronchien zellige Infiltrationen. Außerdem im Bereich dieser Infiltrationen Tuberkelbildung, die z. T. exsudativen Charakter tragen, daneben aber auch kleine Tuberkelknötchen, die eine geringe bindegewebige Induration erkennen lassen. Der Staub liegt in den reaktiven Partien, teils in, teils zwischen den Zellen, vorzugsweise aber in den Lymphsträngen und Lymphknötchen, die sich in der Umgebung der Gefäße und Bronchien befinden.	+
802	14. II. bis 7. V. 28 1. VI. bis 1. VII. 28	18. XI. 27 450 mg M. 1373 in 40 ccm NaCl, davon 25 ccm in 60 Min. versprayt. 19. V. 28 $^1/_{90}$ mg Schr. M. i. v.	7. VII. 28	Lunge nur vereinzelte Herde. Niere frei. Mikroskopischer Befund: wie bei Tier Nr. 801. Die Tuberkel sind hier reichlich von Bindegewebssträngen durchzogen, die exsudativen Prozesse treten mehr in den Hintergrund.	+/+ +
803	14. II. bis 7. V. 28 1. VI. bis 13. VI. 28	18. XI. 27 450 mg M. 1373 in 40 ccm NaCl, davon 25 ccm in 60 Min. versprayt. 19. V. 28 $^1/_{90}$ mg Schr. M. i.v.	14. VI. 28	Lunge von normaler Größe, von mäßig vielen stecknadelkopfgroßen Herden durchsetzt. Nieren: Ganz vereinzelte Herde. Mikroskopischer Befund: Lunge zum größten Teil intakt, an einzelnen Stellen typische Zellproliferationen, die im Anschluß an die Staubinhalation entstanden sind, dazwischen einige Tuberkel, die sich hauptsächlich an solchen Stellen, die viel Staub enthalten, entwickelt haben. Die größte Menge Staub liegt allerdings in den Lymphknötchen.	+

Tabelle 15 (Fortsetzung).

Nr.	Staub-inhalation	Infektion	Exitus	Pathologisch-anatomischer Befund	Tb.
805	14. II. bis 7. V. 28	18. XI. 27 450 mg M. 1373 in 40 ccm NaCl, davon 25 ccm in 60 Min. versprayt. 19. V. 28 $^1/_{90}$ mg Schr. M. i.v.	31. V. 28	Beide Lungen von stecknadelkopfgroßen Tuberkeln durchsetzt. Milz: o.B. Nieren: kleine Herdchen, Peritonitis und Enteritis. Mikroskopischer Befund: Pneumonisch veränderte Lunge, nur vereinzelte Tuberkel ohne Zerfallsprodukte. Der Staub liegt hauptsächlich im lymphatischen Gewebe und an den Stellen, wo sich die Tuberkel entwickelt haben, die übrige Lunge ist ziemlich frei von Staub.	+
807	14. II. bis 7. V. 28 1. VI. bis 1. VII. 28	18. XI. 27 450 mg M. 1373 in 40 ccm NaCl, davon 25 ccm in 60 Min. versprayt. 19. V. 28 $^1/_{90}$ mg Schr. M. i.v.	8. VII. 28	Stärkere Tuberkulose als bei Kontrollen. Nierenherde. Mikroskopischer Befund: Ziemlich starke tuberkulöse Veränderungen mit tuberkulösem Zerfall. Vereinzelte kleinere Tuberkel mehr abgekapselter Natur, die bindegewebige Induration erkennen lassen.	+ +/+ + +
810	14. II. bis 7. V. 28 1. VI. bis 1. VII. 28	18. XI. 27 450 mg M. 1373 in 40 ccm NaCl, davon 25 ccm in 60 Min. versprayt. 19. V. 28 $^1/_{90}$ mg Schr. M. i.v.	6. VII. 28	Lungen klein, von linsengroßen, abgekapselten Herden durchsetzt. Im rechten Unterlappen zwei größere Herde. Nieren zwei Herde. Mikroskopischer Befund: wie bei Tier Nr. 807.	+/+ +
				Kontrollen.	
907	—	18. XI. 27 450 mg M. 1373 in 40 ccm NaCl, davon 25 ccm in 60 Min. versprayt. 19. V. 28 $^1/_{90}$ mg Schr. M. i. v.	7. VII. 28	Mäßige Lungentuberkulose. Nierentuberkulose, Milz: o. B. Mikroskopischer Befund: Ziemlich erhebliche, herdförmige tuberkulöse Veränderungen, die im käsigen Zerfall begriffen sind.	+ +

Tabelle 15 (Fortsetzung).

Nr.	Staub-Inhalation	Infektion	Exitus	Pathologisch-anatomischer Befund	Tb.
908	—	18. XI. 27 450 mg M. 1373 in 40 ccm NaCl, davon 25 ccm in 60 Min. versprayt. 19. V. 28 $^1/_{90}$ mg Schr. M. i.v.	7. VII. 28	Lunge um $^2/_3$ vergrößert, in den unteren Partien von größeren Herden durchsetzt (exsudativ), sonst o. B. Mikroskopischer Befund: Ein sehr großer Teil des Lungengewebes läßt mikroskopisch exsudative Tuberkel mit käsigem Zerfall erkennen.	+ +/+ + +
909	—	18. XI. 27 450 mg M. 1373 in40 ccm NaCl, davon 25 ccm in 60 Min. versprayt. 19. V. 28 $^1/_{90}$ mg Gebr. M. B. i.v.	7. VII. 28	Etwas stärker als Nr. 908. Mikroskopischer Befund: wie bei Tier Nr. 908.	+ + +/ + + + +
				Frischtiere.	
847	14. II. bis 7. V. 28 1. VI. bis 1. VII. 28	19. V. 28 $^1/_{90}$ mg Schr. M. B. i.v.	7. VII. 28	Wie Kontrolltier Nr. 908. Nierentuberkulose, Milzknötchen. Mikroskopischer Befund: Große flächenhaft ausgebildete, tuberkulöse Prozesse. Weitgehende Entstaubung.	+ + +
850	14. II. bis 7. V. 28 1. VI. bis 1. VII. 28	19. V. 28 $^1/_{90}$ mg Schr. M. B. i.v.	7. VII. 28	Starke Tuberkulose wie Kontrolle Nr. 909. In Milz und Nieren vereinzelte Knötchen. Mikroskopischer Befund: wie bei Tier Nr. 847. Veränderungen allerdings noch etwas stärker.	+ + +/ + + + +

Tabelle 15 (Fortsetzung).

Nr.	Staub-inhalation	Infektion	Exitus	Pathologisch-anatomischer Befund	Tb.
				Versuch Nr. 2. Immuntiere.	
329	2. VIII. bis 23. XI. 29	1. VI. 29 $^1/_{25}$ mg Stamm 1373 i.v. 15. VI. 29 $^1/_{25}$ mg Stamm 1373 i.v. 8. XI. 29 $^1/_{60}$ mg Schr. M. i.v.	19. XII. 29	In beiden Lungen nur vereinzelte, bis stecknadelkopfgroße Tuberkel. Leber, Milz: o. B. Linke und rechte Niere: Sehr zahlreiche Tuberkel. Mikroskopischer Befund: Mikroskopisch sieht man in dem ziemlich stark veränderten Lungengewebe nur an einzelnen Stellen zirkumskripte tuberkulöse Veränderungen, in denen Staubeinlagerungen deutlich zu erkennen sind. Die tuberkulösen Veränderungen im Bereich der kleinen Lymphknötchen sind bemerkenswert, weil dort eine leichte bindegewebige Induration feststellbar ist.	+
330	2. VIII. bis 23. XI. 29	1. VI. 29 $^1/_{25}$ mg Stamm 1373 i.v. 15. VI. 29 $^1/_{25}$ mg Stamm 1373 i.v. 8. XI. 29 $^1/_{60}$ mg Schr. M. i.v.	19. XII. 29	In beiden Lungen zahlreiche, stecknadelkopf- bis linsengroße, im Innern verkäste, z. T. konfluierende Tuberkel. Leber und Milz: o. B. Linke und rechte Niere: Zahlreiche Tuberkel. Mikroskopischer Befund: Veränderungen wie bei Tier Nr. 346.	+/+ +
346	2. VIII. bis 23. XI. 29	1. VI. 29 $^1/_{25}$ mg Stamm 1373 i.v. 15. VI. 29 $^1/_{25}$ mg Stamm 1373 i.v. 8. XI. 29 $^1/_{60}$ mg Schr. M. i.v.	19. XII. 29	In beiden Lungen nicht sehr zahlreiche, stecknadelkopf- bis linsengroße Tuberkel. Leber, Milz und rechte Niere: o. B. Linke Niere: Einige Tuberkel. Mikroskopischer Befund: Lungengewebe wenig verändert. An einzelnen Stellen Tuberkel, von denen einige käsigen Zerfall erkennen lassen.	+/+ +

Tabelle 15 (Fortsetzung).

Nr.	Staub-inhalation	Infektion	Exitus	Pathologisch-anatomischer Befund	Tb.
347	2. VIII. bis 23. XI. 29	1. VI. 29 $^{1}/_{25}$ mg Stamm 1373 i.v. 15. VI. 29 $^{1}/_{25}$ mg Stamm 1373 i.v. 8. XI. 29 $^{1}/_{60}$ mg Schr. M. i.v.	19. XII. 29	In beiden Lungen nicht sehr zahlreiche, bis linsengroße Tuberkel. Leber und Nieren: o. B. Milz: Klein, keine Tuberkel. Tier hat beiderseits starke Bauchdeckeneiterung. Mikroskopischer Befund: wie bei Tier Nr. 329.	+
350	2. VIII. bis 23. XI. 29	1. VI. 29 $^{1}/_{25}$ mg Stamm 1373 i.v. 15. VI. 29 $^{1}/_{25}$ mg Stamm 1373 i.v. 8. XI. 29 $^{1}/_{60}$ mg Schr. M. i.v.	19. XII. 29	In beiden Lungen nicht sehr zahlreiche, bis erbsengroße Tuberkel. Leber, Milz, Nieren: o. B. Mikroskopischer Befund: Veränderungen etwas stärker als bei Tier Nr. 346.	+ +
				Immunkontrollen.	
351	—	1. VI. 29 $^{1}/_{25}$ mg Stamm 1373 i.v. 15. VI. 29 $^{1}/_{25}$ mg Stamm 1373 i.v. 8. XI. 29 $^{1}/_{60}$ mg Schr. M. i.v.	19. XII. 29	In beiden Lungen nur sehr wenige, grauglasige Tuberkel. Leber, Milz und rechte Niere: o. B. Linke Niere: Ein Tuberkel. Mikroskopischer Befund: Geringe tuberkulöse Veränderungen. Auf dem Lungenschnitt sind nur wenige knötchenförmige Tuberkel sichtbar, die kaum Zerfallserscheinungen, dafür aber Bindegewebsbildung erkennen lassen.	+
352	—	1. VI. 29 $^{1}/_{25}$ mg Stamm 1373 i.v. 15. VI. 29 $^{1}/_{25}$ mg Stamm 1373 i.v. 8. XI. 29 $^{1}/_{60}$ mg Schr. M. i.v.	19. XII. 29	In beiden Lungen ziemlich zahlreiche, bis linsengroße, im Innern z. T. verkäste Tuberkel. Leber, Milz und Nieren: o. B. Mikroskopischer Befund: Etwas mehr tuberkulöse Prozesse als bei Tier Nr. 351.	+ +

Tabelle 15 (Fortsetzung).

Nr.	Staub-inhalation	Infektion	Exitus	Pathologisch-anatomischer Befund	Tb.
353	—	1. VI. 29 $^1/_{25}$ mg Stamm 1373 i.v. 15. VI. 29 $^1/_{25}$ mg Stamm 1373 i.v. 8. XI. 29 $^1/_{60}$ mg Schr. M. i.v.	19. XII. 29	In beiden Lungen zahlreiche, bis erbsengroße, im Innern verkäste Tuberkel. Leber, Milz und linke Niere: o. B. Rechte Niere: Ein Tuberkel. Mikroskopischer Befund: Die tuberkulösen Prozesse zeigen auf dem Schnitt eine größere Ausdehnung als bei den anderen Tieren (351—352) und zeigen hin und wieder Zerfallserscheinungen.	+ +
355	—	1. VI. 29 $^1/_{25}$ mg Stamm 1373 i.v. 15. VI. 29 $^1/_{25}$ mg Stamm 1373 i.v. 8. XI. 29 $^1/_{60}$ mg Schr. M. i.v.	19. XII. 29	In beiden Lungen ziemlich zahlreiche, bis linsengroße, im Innern verkäste Tuberkel. Leber, Milz und rechte Niere: o. B. Linke Niere: Ein Tuberkel. Mikroskopischer Befund: wie bei Tier Nr. 352.	+ + +
363	—	1. VI. 29 $^1/_{25}$ mg Stamm 1373 i.v. 15. VI. 29 $^1/_{25}$ mg Stamm 1373 i.v. 8. XI. 29 $^1/_{60}$ mg Schr. M. i.v.	16. XII. 29	In beiden Lungen ziemlich zahlreiche, bis erbsengroße, ziemlich abgegrenzte Tuberkel. Leber, Milz und Nieren: o. B. Tier stark abgemagert. Mikroskopischer Befund: wie bei Tier Nr. 353.	+ + +
				Frischtiere.	
437	2. VIII. bis 23. XI.	8. XI. 29 $^1/_{60}$ mg Schr. M. i.v.	19. XII. 29	In beiden Lungen nur ganz vereinzelte, grauglasige Herde. Linke Lungenspitze ein linsengroßer, im Innern verkäster Herd. Leber, Milz und linke Niere: o. B. Rechte Niere: Ein Tuberkel. Mikroskopischer Befund: wie bei Tier Nr. 438.	+/+ +

Tabelle 15 (Fortsetzung).

Nr.	Staub-inhalation	Infektion	Exitus	Pathologisch-anatomischer Befund	Tb.
438	2. VIII. bis 23. XI.	8. XI. 29 $^1/_{60}$ mg Schr. M. i.v.	19. XII. 29	In beiden Lungen nur vereinzelte, erhabene, linsen- bis erbsengroße grauglasige Knötchen. Linke und rechte Niere: Einige kleine Herde. Mikroskopischer Befund: Bei schwacher Entwicklung von Staubreaktionsgewebe sind auf dem Schnitt vereinzelte kleinere, tuberkulöse Veränderungen besonders in der Umgebung der großen Gefäße und Bronchien zu erkennen. Exsudation und Neigung zu käsigem Zerfall vereinzelt feststellbar. Der Staub liegt wieder inmitten des veränderten Gewebes. Einzelne Tuberkel zeigen eine deutliche Bindegewebsentwicklung.	+
439	2. VIII. bis 23. XI.	8. XI. 29 $^1/_{60}$ mg Schr. M. i.v.	19. XII. 29	In beiden Lungen nur vereinzelte, bis linsengroße, im Innern z. T. verkäste Tuberkel. Leber, Milz und rechte Niere: o. B. Linke Niere: Ein Tuberkel. Mikroskopischer Befund: wie bei Tier Nr. 438.	+/+ +
440	2. VIII. bis 23. XI.	8. XI. 29 $^1/_{60}$ mg Schr. M. i.v.	19. XII. 29	In beiden Lungen nur vereinzelte, stecknadelkopfgroße Tuberkel. Leber, Milz und Nieren: o. B. Mikroskopischer Befund: wie bei Tier Nr. 438.	+
441	2. VIII. bis 23. XI.	8. XI. 29 $^1/_{60}$ mg Schr. M. i.v.	19. XII. 29	In beiden Lungen ziemlich zahlreiche, kleine, z. T. linsengroße Tuberkel. Leber und Milz: o. B. Linke und rechte Niere: Ein Tuberkel. Mikroskopischer Befund: wie bei Tier Nr. 438.	+/+ +

Tabelle 15 (Fortsetzung).

Nr.	Staub-inhalation	Infektion	Exitus	Pathologisch-anatomischer Befund	Tb.
				Frischtierkontrollen.	
426	—	8. XI. 29 $^1/_{60}$ mg Schr. M. i.v.	19. XII. 29	In beiden Lungen sehr zahlreiche, kleine erbsengroße Tuberkel. Leber, Milz und Nieren: o. B. Mikroskopischer Befund: Über den ganzen Schnitt verteilt exsudative tuberkulöse Veränderungen, die z. T. käsigen Zerfall erkennen lassen. Daneben sind aber noch $^4/_5$ des Lungengewebes intakt.	+ +
427	—	8. XI. 29 $^1/_{60}$ mg Schr. M. i.v.	19. XII. 29	In beiden Lungen nicht sehr zahlreiche, bis linsengroße, im Innern z. T. verkäste Tuberkel. Leber und Milz: o. B. Linke und rechte Niere: Einige kleine Tuberkel. Mikroskopischer Befund: Auf dem Schnitt sind mehr und größere exsudative Zerfallsprodukte erkennbar als bei Tier Nr. 426.	+ + +
428	—	8. XI. 29 $^1/_{60}$ mg Schr. M. i.v.	19. XII. 29	In beiden Lungen zahlreiche bis kleinerbsengroße, im Innern z. T. verkäste Tuberkel. Leber, Milz und rechte Niere: o. B. Linke Niere: Ein kleiner Herd. Mikroskopischer Befund: wie bei Tier Nr. 427.	+ + +
429	—	8. XI. 29 $^1/_{60}$ mg Schr. M. i.v.	19. XII. 29	In beiden Lungen ziemlich zahlreiche, bis linsengroße, im Innern z. T. verkäste Tuberkel. Leber, Milz und rechte Niere: o. B. Linke Niere: Zahlreiche verkäste Tuberkel. Mikroskopischer Befund: wie bei Tier Nr. 426.	+ +

Tabelle 15 (Fortsetzung).

Nr.	Staub-inhalation	Infektion	Exitus	Pathologisch-anatomischer Befund	Tb.
				Versuch Nr. 2. Praktischer Versuch neben der Kalksteinmühle in Lengerich. Wicking Werk II.	
837	25. XI. 27 Inh. im Kalkraum Lengerich 25. IV. 28 abgeholt aus Lengerich	22. III. 28 $^1/_{70}$ mg Schr. M.i.v.	25. IV. 28 auf dem Transport	Lunge mäßig vergrößert, von bis linsengroßen Knötchen durchsetzt. Milz etwas vergrößert. Niere: ganz vereinzelte Herde. Kolossal gut genährt. Mikroskopischer Befund: Beide Lungen von einzelnen, z. T. konfluierenden verkästen Tuberkeln durchsetzt neben typischen Staubreaktionen, die auch schon bindegewebige Organisation erkennen lassen.	+ +
838	25. XI. 27 Inh. im Kalkraum Lengerich, 25. IV. 28 abgeholt aus Lengerich	22. III. 28 $^1/_{70}$ mg Schr. M. i.v.	12. V. 28	Lungen beiderseits um $^1/_2$ vergrößert, spärlich von bis linsengroßen Herden durchsetzt. Leber und Milz: o. B. Nieren: Vereinzelte ganz kleine Herde. Mikroskopischer Befund: wie bei Tier Nr. 837, nur die Tuberkulose nicht ganz so stark ausgeprägt.	+ +/+
				Frischtierkontrollen.	
861	—	22. III. 28 $^1/_{70}$ mg Schr. M. i.v.	12. V. 28	Beide Lungen nur mäßig vergrößert, von etwa 15 kleineren bis linsengroßen Herden durchsetzt. Milz: o. B. Leber: Herde? Niere: Herde. Mikroskopischer Befund: Mäßig stark ausgeprägte exsudative, herdförmige Tuberkulose.	±
863	—	22. III. 28 $^1/_{70}$ mg Schr. M. i.v.	25. IV. 28	Lungen klein, von vereinzelten bis linsengroßen Herden durchsetzt. Nieren: Von ganz vereinzelten Herden durchsetzt. Mikroskopischer Befund: Vereinzelte Tuberkel, die z. T. käsig zerfallen sind.	+

Linsengröße und dann auch lange nicht in der großen Zahl, wie sie bei den Tonschieferlungen zu sehen waren (vgl. Abb. 46 und 47 bei Jötten u. Kortmann). Mikroskopisch waren natürlich, wie bei der Intensität der Bestaubung zu erwarten, auch stärkere „pneumonokoniotische" Veränderungen mit den üblichen Staubeinlagerungen und spezifische exsudative Prozesse zu erkennen.

Auch diese Ergebnisse zeigen somit die relative Harmlosigkeit des Kalksteinstaubes (bzw. der Beförderung der Lungentuberkulose) an, andererseits geben sie aber auch einen Anhalt für die Richtigkeit der Versuchanordnung unserer Institutsversuche.

Kalksteinmühlentiere.

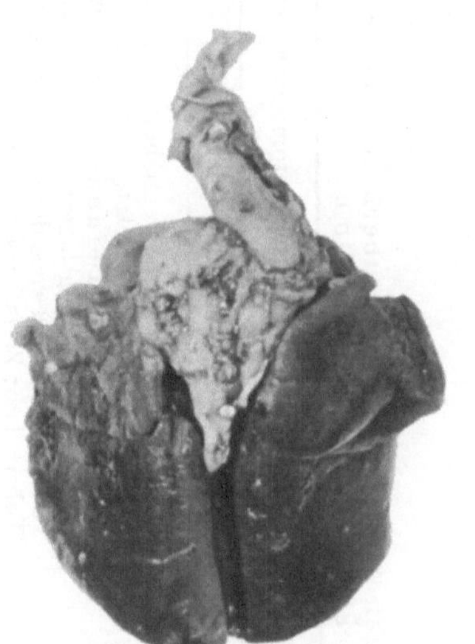

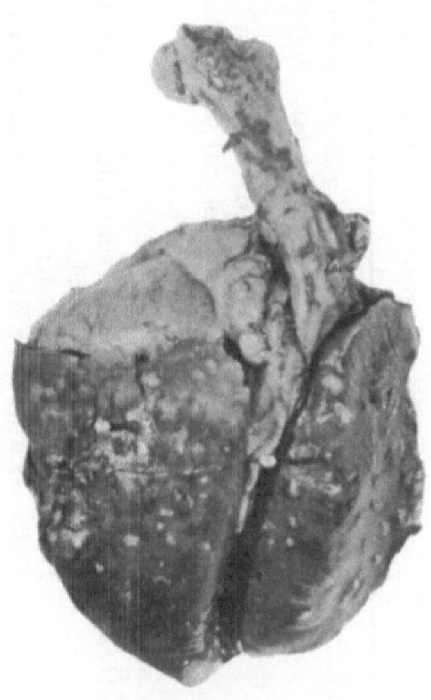

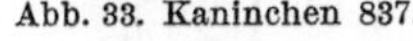

Abb. 33. Kaninchen 837.

Abb. 34. Kaninchen 838

b) Baumwolltextil- und Thomasschlackenstaub.

Gleichzeitig mit diesen Kalkstein-, Zement- und Tonschiefergesteinstaub-Versuchen liefen auch solche, die wir in Nordhorn in den Spinnerei- und Webereibetrieben der Firma Niehues & Dütting angesetzt hatten und zwar in aus unseren Zementstaubversuchen bekannten vierteiligen Tierkäfigen, in die der Gewerbestaub ungehindert eintreten konnte. Die erste Serie umfaßte 4 Tiere, von denen 2 am 18. X. 1927 vorimmunisiert waren. Sie saßen vom 10. I.—18. V. 1928 im Kardenraum direkt hinter den Kratzen. Sie wurden am folgenden Tage in Münster infiziert und zum Teil im Laboratorium noch vom 1.—20. VI. im Staubturm Textilstaubinhalation ausgesetzt (siehe Tabelle 16, Versuch Nr. 1). Die sogenannten Immuntiere zeigten keine Beförderung durch den Aufenthalt in der Textilstaubluft, während die nicht spezifisch vorbehandelten Tiere Nr. 841 und 844 etwas ausgebreitetere Prozesse erkennen ließen als die zugehörigen Kontrollen, eine Beobachtung, die wir schon früher bei

Tabelle 15 (Fortsetzung).

Nr.	Staub-inhalation	Infektion	Exitus	Pathologisch-anatomischer Befund	Tb.
862	—	22. III. 28 $^1/_{70}$ mg Schr. M. i.v.	25. IV. 28	Beide Lungen nur etwas vergrößert, beiderseits von einigen bis linsengroßen Herden durchsetzt. Organe makroskopisch frei. Mikroskopischer Befund: Über den mikroskopischen Schnitt vereinzelte Tuberkel mit Exsudatbildung und Zerfallsformen verteilt.	+
469	—	22. III. 28 $^1/_{70}$ mg Schr. M. i.v.	17. XII. 29	In beiden Lungen ziemlich zahlreiche, bis erbsengroße, z. T. konfluierende Tuberkel. Leber, Milz und Nieren: o. B. Mikroskopischer Befund: Etwas mehr als bei den Tieren Nr. 426 und 429.	+ +/+ + +

Tabelle 16. Vergleichende Versuche über den Ablauf der Lungentuberkulose bei einzeitiger und zweizeitiger Infektion nach Staubinhalation.

Nr.	Staub-inhalation	Infektion	Exitus	Pathologisch-anatomischer Befund	Tb.
			Versuch Nr. 1. Inhalation von Textilstaub. I. Serie.		
669	10. I. bis 18. V. 28 in Nordhorn 1. VI. bis 20. VI. 28 in Münster	18. X. 27 190 mg in 40 ccm NaCl, davon 30 ccm in 3×30 Min. versprayt. 19. V. 28 $^1/_{90}$ mg Schr. M. i.v.	7. VII. 28	Rechte Lunge stärker verändert in abhängigen Partien, links nur wenig durchsetzt. Nierentuberkulose. Mikroskopischer Befund: Größter Teil des Lungengewebes normal, eingelagert viele Tuberkel, die größtenteils von etwas Bindegewebe durchzogen sind, daneben aber auch Tuberkel mit Zerfallserscheinung.	+/+ +

Tabelle 16 (Fortsetzung).

Nr.	Staub-inhalation	Inhalation	Exitus	Pathologisch-anatomischer Befund	Tb.
675 Ersatz für Nr. 672	26. I. bis 18. V. 28 in Nordhorn	18. X. 27 190 mg in 40 ccm NaCl, davon 30 ccm in 3×30 Min. versprayt. 19. V. 28 $^{1}/_{90}$ mg Schr. M. i.v.	30. V. 28	Ileus mit walnußgroßem Tumor, am Mesenterium ein zweiter, fast gleichgroßer Tumor. Rechte Lunge verändert. Mikroskopischer Befund: Ziemlich viel Staubreaktionsgewebe mit starker Exsudation und pneumonischer Veränderung.	○
Immunkontrollen. I. Serie.					
674	—	18. X. 27 190 mg in 40 ccm NaCl, davon 30 ccm in 3×30 Min. versprayt. 19. V. 28 $^{1}/_{90}$ mg Schr. M. i.v.	7. VII. 28	Lunge von normaler Größe von reichlich vorhandenen abgekapselten Herden durchsetzt, sonst o. B. Mikroskopischer Befund: Mikroskopisch lassen sich eine ganze Reihe von Tuberkeln mit Zerfallserscheinungen feststellen.	++/+++
687	—	18. X. 27 190 mg in 40 ccm NaCl, davon 30 ccm in 3×30 Min. versprayt. 19. V. 28 $^{1}/_{90}$ mg Schr. M. i.v.	7. VII. 28	Ganz vereinzelte Lungen- und Nierenherde. Mikroskopischer Befund: Mikroskopisch nur ganz vereinzelte kleine, runde Tuberkel feststellbar.	±
690	—	18. X. 27 190 mg in 40 ccm NaCl, davon 30 ccm in 3×30 Min. versprayt. 19. V. 28 $^{1}/_{99}$ mg Schr. M. i.v.	7. VII. 28	Wenig ausgebreitete Lungentuberkulose, Nierenherde. Mikroskopischer Befund: wie bei Tier Nr. 687.	++/+++

Tabelle 16 (Fortsetzung).

Nr.	Staub-inhalation	Infektion	Exitus	Phathologisch-anatomiseher Befund	Tb.
				Frischtiere. I. Serie.	
841	11. I. bis 18. V. 28 in Nordhorn, 1. VI. bis 20. VI. 28 in Münster	19. V. 28 $^1/_{90}$ mg Schr. M. i.v.	7. VII. 28	Doppelt vergrößerte Lungen, etwas stärker als Kontrolltier. Nierenherde. Mikroskopischer Befund: Etwas stärkere Veränderungen exsudativer Natur als bei den Kontrollen Nr. 908 und 909.	+ + +/ + + + +
844	11. I. bis 18. V. 28 in Nordhorn, 1. VI. bis 20. VI. 28 in Münster	19. V. 28 $^1/_{90}$ mg Schr. M. i.v.	7. VII. 28	Lungentuberkulose wie Kontrolle Nr. 909. Nierenherde. Mikroskopischer Befund: Veränderungen gleichen Grades wie bei den Kontrollen Nr. 908 und 909.	+ + +/ + + + +
				Frischtierkontrollen. I. Serie.	
907	—	19. V. 28 $^1/_{90}$ mg Schr. M. i.v.	7. VII. 28	Mäßige Lungentuberkulose, Nierentuberkulose, Milz: o. B. Mikroskopischer Befund: Ziemlich erhebliche, herdförmige, tuberkulöse Veränderungen, die im käsigen Zerfall begriffen sind.	+ +
908	—	19. V. 28 $^1/_{90}$ mg Schr. M. i.v.	7. VII. 28	Lunge um $^2/_3$ vergrößert, in den unteren Partien von größeren Tuberkelherden durchsetzt, sonst o. B. Mikroskopischer Befund: Ein sehr großer Teil des Lungengewebes läßt mikroskopisch exsudative Tuberkel mit käsigem Zerfall erkennen.	+ +/+ + +
909	—	19. V. 28 $^1/_{90}$ mg Schr. M. i.v.	7. VII. 28	Etwas stärker als Nr. 908. Mikroskopischer Befund: wie bei Tier Nr. 908.	+ + +/ + + + +

Tabelle 16 (Fortsetzung).

Nr.	Staub-inhalation	Infektion	Exitus	Pathologisch-anatomischer Befund	Tb.
				Versuch Nr. 2. Immuntiere. II. Serie.	
813	2. III. bis 30. VII. 28 in Nordhorn	18. XI. 27 450 mg in 40 ccm NaCl, davon 25 ccm in 60 Min. versprayt. 17. VII. 28 0,8 ccm einer Lösung von $^{1}/_{100}$ mg Schr. M. i.v.	24. IX. 28	Ganz vereinzelte Herde in der Lunge. Beide Lungen normal bis auf die äußersten Partien beider Unterlappen, die links einen erbsengroßen und rechts zahlreiche kleine, stecknadelkopfgroße Herde erkennen lassen. Fragliche Herde in der Milz und Leber. Mikroskopischer Befund: wie bei Tier Nr. 814.	±/+
814	2. III. bis 30. VII. 28 in Nordhorn	18. XI. 27 450 mg in 40 ccm NaCl, davon 25 ccm in 60 Min. versprayt. 7. VII. 28 0,8 ccm einer Lösung von $^{1}/_{100}$ mg Schr. M. i.v.	24. IX. 28	Lungen von normaler Größe, beiderseits von höchstens stecknadelkopfgroßen, wenigen Herden durchsetzt, im rechten Unterlappen ein hirsekorngroßer Herd. Leber und Milz: o. B., vereinzelte Nierenherde. Mikroskopischer Befund: Im ziemlich wenig veränderten Lungengewebe finden sich ganz vereinzelte Tuberkel, in denen Staub- und Bindegewebszellen deutlich erkennbar sind. Die Lymphknötchen besonders in der Umgebung der Gefäße deutlich geschwollen.	±
817	2. III. bis 30. VII. 28 in Nordhorn	18. XI. 27 450 mg in 40 ccm NaCl, davon 25 ccm in 60 Min. versprayt. 17. VII. 28 0,8 ccm einer Lösung von $^{1}/_{100}$ mg Schr. M. i.v.	24. IX. 28	In beiden Lungen vereinzelte, punktförmige Herde, neben einzelnen Herden. Milz und Leber: o. B., fragliche subkapsuläre Herde der Niere. Mikroskopischer Befund: Mit Ausnahme eines größeren Tuberkels nur einzelne kleine Knötchen mit vereinzelter Staubeinlagerung.	±

Tabelle 16 (Fortsetzung).

Nr.	Staubinhalation	Infektion	Exitus	Pathologisch-anatomischer Befund	Tb.
				Immunkontrollen. II. Serie.	
822	—	18. XI. 27 450 mg in 40 ccm NaCl, davon 25 ccm in 60 Min. versprayt 19. V. 28 $^1/_{90}$ mg Sch. M. i.v.	7. VII. 28	Ganz wenige Tuberkel. Milz und Leber: o. B. Mikroskopischer Befund: Lunge reichlich von kleineren, z. T. bindegewebig indurierten Tuberkeln durchsetzt. Der größte Teil des Lungengewebes intakt.	±
825	—	18. XI. 27 450 mg in 40 ccm NaCl, davon 25 ccm in 60 Min. versprayt. 19. V. 28 $^1/_{90}$ mg Schr. M. i.v.	7. VII. 28	Nur vereinzelte, stecknadelkopfgroße Herde, sonst o. B. Mikroskopischer Befund: Mikroskopisch sind nicht allzu zahlreiche, kleinste Tuberkel feststellbar, die z. T. eine bindegewebige Induration erkennen lassen.	±
836	—	18. XI. 27 450 mg in 40 ccm NaCl, davon 25 ccm in 40 Min. versprayt. 19. VII. 28 0,8 ccm einer Lösung von $^1/_{100}$ mg Schr. M. i.v.	24. IX. 28	In beiden Lungen vereinzelte, abgekapselte Herde, Milz, Leber, Nieren: o. B. Mikroskopischer Befund: Ganz wenig tuberkulöse Prozesse.	±
828	—	18. XI. 27 450 mg in 40 ccm NaCl, davon 25 ccm in 40 Min. versprayt. 19. VII. 28 0,8 ccm einer Lösung von $^1/_{100}$ mg Schr. M. i.v.	24. IX. 28	Lunge etwas vergrößert, beiderseits von vereinzelten, linsengroßen, im Innern z. T. verkästen Herden durchsetzt. Milz, Leber: o. B. Nieren: vereinzelte Herde. Mikroskopischer Befund: Mikroskopisch sieht man exsudative Tuberkel neben vereinzelten, kleinsten Knötchen.	(+ +)

Tabelle 16 (Fortsetzung).

Nr.	Staub-inhalation	Infektion	Exitus	Pathologisch-anatomischer Befund	Tb.
				Frischtiere. II. Serie.	
857	2. III. bis 30. VII. 28 in Nordhorn	17. VII. 28 0,8 ccm einer Lösung von $^1/_{100}$ mg Schr. M. i.v.	24. IX. 28	Lungen um die Hälfte vergrößert, beiderseits (besonders rechts) von zahlreichen Herden, die links bis linsengroß und rechts bis erbsengroß sind, durchsetzt. Auf der rechten Seite Zentralverkäsung. Leber und Milz: o. B. Nieren: zahlreiche Tuberkel. Mikroskopischer Befund: Im exsudativen pneumonischen Gewebe vereinzelte kleine Tuberkel besonders in der Umgebung der Gefäße und Bronchien.	+ +
896	1. IV. bis 30. VII. 28 in Nordhorn	17. VII. 28 0,8 ccm einer Lösung von $^1/_{100}$ mg Schr.M. i.v.	24. IX. 28	Lungen vergrößert, beiderseits, besonders rechts, von zahlreichen, im Innern verkästen, glasigen, grauen Tuberkeln durchsetzt. Fragliche Herde in der Leber, starke Nierentuberkulose. Mikroskopischer Befund: Im z. T. gut erhaltenen Gewebe ein großer Teil von exsudativen Tuberkeln verändert.	+ +/+ + +
859	2. III. bis 30. VII. 28 in Nordhorn	17. VII. 28 0,8 ccm einer Lösung von $^1/_{100}$ mg Schr. M. i.v.	24. IX. 28	Lunge etwas vergrößert, beiderseits von vielen ganz kleinen Herden durchsetzt neben hirsekorngroßen Herden, ganz schwache Nierentuberkulose. Milz und Leber: o. B. Mikroskopischer Befund: Im exsudativ veränderten Reaktionsgewebe kleinste Tuberkel, die besonders in der Umgebung der Gefäße und Bronchien sitzen und wenig Staub enthalten.	+
860	2. III. bis 30. VII. 28 in Nordhorn	17. VII. 28 0,8 ccm einer Lösung von $^1/_{100}$ mg Schr. M. i.v.	24. IX. 28	Lungen etwas vergrößert, sehr viel gut erhaltenes Lungengewebe. Beiderseits von bis linsengroßen, abgekapselten Herden durchsetzt. Leber und Milz: o. B. Nierentuberkulose. Mikroskopischer Befund: wie bei Tier Nr. 896.	+ +/+ + +

Tabelle 16 (Fortsetzung).

Nr.	Staubinhalation	Infektion	Exitus	Pathologisch-anatomischer Befund	Tb.
897	2. III. bis 30. VII. 28 in Nordhorn	17. VII. 28 0,6 ccm einer Lösung von $^{1}/_{100}$ mg Schr. M. i. v.	24. IX. 28	Lungen nicht übermäßig vergrößert, beiderseits von zahlreichen, kleinen Herden durchsetzt, daneben vereinzelte größere Herde. Leber, Milz und Nieren: o. B. Mikroskopischer Befund: wie bei Tier Nr. 859.	+/++
898	2. III. bis 30. VII. 28 in Nordhorn	17. VII. 28 0,6 ccm einer Lösung von $^{1}/_{100}$ mg Schr. M. i. v.	24. IX. 28	Lungen etwas vergrößert, besonders rechts, auf der linken Seite von stecknadelkopfgroßen Herden durchsetzt, in der Lunge, besonders im Unterlappen, mehrere im Innern verkäste Herde, bis erbsengroß. Leber, Milz und Nieren: o. B. Mikroskopischer Befund: Im staubveränderten Lungengewebe vereinzelte größere Tuberkel mit Staubeinlagerungen.	(++)
Frischtierkontrollen. II. Serie.					
875	—	19. VII. 28 0,8 ccm einer Lösung von $^{1}/_{100}$ mg Schr. M. i. v.	24. IX. 28	In beiden Lungen vereinzelte, linsengroße Herde. Leber, Milz, Nieren: o. B. Mikroskopischer Befund: Exsudativ-pneumonische Veränderungen in der Lunge und einige kleinere Knötchen.	+
876	—	19. VII. 28 0,8 ccm einer Lösung von $^{1}/_{100}$ mg Schr. M. i. v.	15. IX. 28	Lunge etwas vergrößert, besonders rechts von vereinzelten linsen- bis erbsengroßen Herden durchsetzt. Vereinzelte subkapsuläre Nierenherde. Mikroskopischer Befund: Unter der Pleura zahlreiche tuberkulöse Veränderungen, ebenso in der Gegend der großen Gefäße.	+/++

Tabelle 16 (Fortsetzung).

Nr.	Staub-inhalation	Infektion	Exitus	Pathologisch-anatomischer Befund	Tb.
877	—	19. VII. 28 0,8 ccm einer Lösung von $^1/_{100}$ mg Schr. M. i.v.	24. IX. 28	Lungen beiderseits von erbsengroßen, verkästen, z. T. konfluierenden Tuberkeln durchsetzt. Exsudat in der Bauchhöhle. Leber und Milz: o. B. Niere: vereinzelte Herde. Mikroskopischer Befund: Etwa $^1/_3$ des gesamten Lngengewebes durch tuberkulöse Veränderungen ersetzt, die z. T. Zerfallserscheinungen zeigen.	(+ + +)
878	—	19. VII. 28 0,8 ccm einer Lösung von $^1/_{100}$ mg Schr. M. i. v.	24. IX. 28	Befund wie Nr. 877, außerdem noch Leberherde. Mikroskopischer Befund: Lunge zeigt mikroskopisch ungefähr den 5. Teil von exsudativ-pneumonischen Prozessen verändert, dazwischen typische Tuberkel, die z. T. käsig zerfallen.	+ +
				Versuch Nr. 3. Immuntiere. III. Serie.	
956	10. X. bis 30. IV. 29 in Nordhorn	16. VIII. 28 200 mg Typ. hum. 1376 in 40 ccm NaCl, davon versprayt in 2 Türmen a) mit 8 Kaninchen b) mit 12 Kaninchen je $^1/_2$ Std. insgesamt 19 ccm. 8. III. 29 0,9 ccm einer Lösung von $^1/_{100}$ mg Schr. M. i.v.	1. V. 29	In beiden Lungen bis linsengroße, abgekapselte, im Innern gelblich zerfallene Tuberkel. In beiden Nieren kleine Herde. Mikroskopischer Befund: Im staubveränderten Gewebe vereinzelte Tuberkel, die z. T. unter der Pleura, teils in der Nähe der Gefäße und Bronchien liegen.	+ +

Tabelle 16 (Fortsetzung).

Nr.	Staub-inhalation	Infektion	Exitus	Pathologisch-anatomischer Befund	Tb.
958	10. X. bis 30. IV. 29 in Nordhorn	16. VIII. 28 200 mg Typ. hum. 1376 in 40 ccm NaCl, davon versprayt in 2 Türmen a) mit 8 Kaninchen b) mit 12 Kaninchen je $^1/_2$ Std. insgesamt 19 ccm. 8. III. 29 0,9 ccm einer Lösung von $^1/_{100}$ mg Schr. M. i.v.	1. V. 29	In beiden Lungen ganz vereinzelte bis linsengroße Tuberkel. Im linken Mittellappen mehrere stecknadelkopfgroße, abgekapselte Tuberkel. In beiden Nieren vereinzelte Tuberkel. Mikroskopischer Befund: Mikroskopisch hauptsächlich Staubveränderungen feststellbar, mit kleinen Tuberkeln eingelagert.	+/++
962	10. X. bis 30. IV. 29 in Nordhorn	16. VIII. 28 200 mg Typ. hum. 1376 in 40 ccm NaCl, davon versprayt in 2 Türmen a) mit 8 Kaninchen b) mit 12 Kaninchen je $^1/_2$ Std. insgesamt 19 ccm. 8. III. 29 0,9 ccm einer Lösung von $^1/_{100}$ mg Schr. M. i.v.	1. V. 29	Im linken Unterlappen vereinzelte, ganz kleine, glasige Tuberkel. Mikroskopischer Befund: Ganz vereinzelte Tuberkelknötchen im staubveränderten Gewebe.	+

Tabelle 16 (Fortsetzung).

Nr.	Staub-inhalation	Infektion	Exitus	Pathologisch-anatomischer Befund	Tb.
964	10. X. bis 30. IV. 29 in Nordhorn	16. VIII. 28 200 mg Typ. hum. 1376 in 40 ccm NaCl, davon versprayt in 2 Türmen a) mit 8 Kaninchen b) mit 12 Kaninchen je $^{1}/_{2}$ Std. insgesamt 19 ccm. 8. III. 29 0,9 ccm einer Lösung von $^{1}/_{100}$ mg Schr. M. i.v.	1. V. 29	Vereinzelte stecknadelkopfgroße Tuberkel. In der Niere vereinzelte Tuberkel. Mikroskopischer Befund: wie bei Tier Nr. 962.	±
966	10. X. bis 30. IV. 29 in Nordhorn	16. VIII. 28 200 mg Typ. hum. 1376 in 40 ccm NaCl, davon versprayt in 2 Türmen a) mit 8 Kaninchen b) mit 12 Kaninchen je $^{1}/_{2}$ Std. insgesamt 19 ccm. 8. III. 29 0,9 ccm einer Lösung von $^{1}/_{100}$ mg Schr. M. i.v.	1. V. 29	O. B. Mikroskopischer Befund: wie bei Tier Nr. 962.	○

Tabelle 16 (Fortsetzung).

Nr.	Staub-inhalation	Infektion	Exitus	Pathologisch-anatomischer Befund	Tb.
969	10. X. bis 30. IV. 29 in Nordhorn	16. VIII. 28 200 mg Typ. hum. 1376 in 40 ccm NaCl, davon versprayt in 2 Türmen a) mit 8 Kaninchen b) mit 12 Kaninchen je $^1/_2$ Std. insgesamt 19 ccm. 8. III. 29 0,9 ccm einer Lösung von $^1/_{100}$ mg Schr. M. i.v.	1. V. 29	Vereinzelte, ganz kleine, glasige Tuberkel. Mikroskopischer Befund: wie bei Tier Nr. 962.	+
970	10. X. bis 30. IV. 29 in Nordhorn	16. VIII. 28 200 mg Typ. hum. 1376 in 40 ccm NaCl, davon versprayt in 2 Türmen a) mit 8 Kaninchen b) mit 12 Kaninchen je $^1/_2$ Std. insgesamt 19 ccm. 8. III. 29 0,9 ccm einer Lösung von $^1/_{100}$ mg Schr. M. i.v.	1. V. 29	O. B. Mikroskopischer Befund: wie bei Tier Nr. 962.	+

Tabelle 16 (Fortsetzung).

Nr.	Staubinhalation	Infektion	Exitus	Pathologisch-anatomischer Befund	Tb.
				Immunkontrolle. III. Serie.	
967	—	16. VIII. 28 200 mg Typ. hum. 1376 in 40 ccm NaCl, davon versprayt in 2 Türmen a) mit 8 Kaninchen b) mit 12 Kaninchen je $^1/_2$ Std. insgesamt 19 ccm. 8. III. 29 0,9 ccm einer Lösung von $^1/_{100}$ mg Schr. M. i.v.	17. IV. 29	Ausgebreitete, subkutane Eiterung der linken Unterbauchgegend. Enteritis, Peritonitis, Eiterabszeß in der linken Bauchhöhle. Lungen: Pneumonie. Stecknadelkopfgroßer Tuberkel, sonst o. B., andere Organe: o. B. Mikroskopischer Befund: Ganz schwache Tuberkulose.	+
965	—	16. VIII. 28 200 mg Typ. hum. 1376 in 40 ccm NaCl, davon versprayt in 2 Türmen a) mit 8 Kaninchen b) mit 12 Kaninchen je $^1/_2$ Std. insgesamt 19 ccm. 8. III. 29 0,9 ccm einer Lösung von $^1/_{100}$ mg Schr. M. i.v.	1. V. 29	Ganz wenig stecknadelkopfgroße Herde. Mikroskopischer Befund: Ganz schwache Tuberkulose.	±

Tabelle 16 (Fortsetzung).

Nr.	Staub-inhalation	Infektion	Exitus	Pathologisch-anatomischer Befund	Tb.
968	—	16. VIII. 28 200 mg Typ. hum. 1376 in 40 ccm NaCl, davon versprayt in 2 Türmen a) mit 8 Kaninchen b) mit 12 Kaninchen je $^1/_2$ Std. insgesamt 19 ccm. 8. III. 29 0,9 ccm einer Lösung von $^1/_{100}$ mg Schr. M. i. v.	1. V. 29	Vereinzelte stecknadelkopf-, zwei linsengroße Herde. Mikroskopischer Befund: Schwache Tuberkulose.	+
			Frischtiere. III. Serie.		
890	10. X. bis 30. IV. 29 in Nordhorn	20. II. 29 0,9 ccm einer Lösung von $^1/_{100}$ mg Schr. M. i. v.	27. III. 29	Interkurrent eingegangen an Darmlähmung mit subkutaner Eiterung der ganzen Unterbauchgegend. Organe frei von Tuberkulose. Linke Lunge zeigt im Unterlappen linsengroße Herde, ebenso an der Basis. Mikroskopischer Befund: Im Unterlappen mikroskopisch ausgebreitete, exsudative, pneumonische, tuberkulöse Veränderungen.	+
891	10. X. bis 30. IV. 29 in Nordhorn	20. II. 29 0,9 ccm einer Lösung von $^1/_{100}$ mg Schr. M. i. v.	1. V. 29	In der rechten Lunge ein kleiner Tuberkel, sonst o. B. Mikroskopischer Befund: Ganz vereinzelte kleine Tuberkel besonders in der Umgebung der Gefäße und Bronchien.	±
894 im Betrieb geboren	10. X. bis 30. IV. 29 in Nordhorn	20. II. 29 0,9 ccm einer Lösung von $^1/_{100}$ mg Schr. M. i. v.	4. III. 29	Lunge etwas vergrößert. Ganz vereinzelte tuberkulöse Herde. Organe: o. B. Mikroskopischer Befund: Im Unterlappen in der Umgebung des großen Bronchus und der großen Gefäße flächenhafte, tuberkulöse Veränderungen.	±

Tabelle 16 (Fortsetzung).

Nr.	Staub-inhalation	Infektion	Exitus	Pathologisch-anatomischer Befund	Tb.
152 im Betrieb geboren	10. X. bis 30. IV. 29 in Nordhorn	20. II. 29 0,9 ccm einer Lösung von $^{1}/_{100}$ mg Schr. M. i.v.	1. V. 29	Nicht die Spur von Tuberkulose. Mikroskopischer Befund: wie bei Tier Nr. 891.	±
153 im Betrieb geboren	10. X. bis 30. IV. 29 in Nordhorn	20. II. 29 0,9 ccm einer Lösung von $^{1}/_{100}$ mg Schr. M. i.v.	2. V. 29	In beiden Lungen ganz vereinzelte stecknadelkopfgroße Tuberkel. Übrige Organe: o. B. Mikroskopischer Befund: wie bei Tier Nr. 891.	±
				Frischtierkontrollen. III. Serie.	
134	—	20. II. 29 0,9 ccm einer Lösung von $^{1}/_{100}$ mg Schr. M. i.v.	22. III. 29	Mikroskopischer Befund: wie bei Tier Nr. 891.	⊖
135	—	20. II. 29 0,9 ccm einer Lösung von $^{1}/_{100}$ mg Schr. M. i.v.	1. V. 29	Nicht die Spur von Tuberkeln. Mikroskopischer Befund: wie bei Tier Nr. 891.	±
136	—	20. II. 29 0,9 ccm einer Lösung von $^{1}/_{100}$ mg Schr. M. i.v.	1. V. 29	Nicht die Spur von Tuberkulose. Mikroskopischer Befund: wie bei Tier Nr. 891.	±
137	—	20. II. 29 0,9 ccm einer Lösung von $^{1}/_{100}$ mg Schr. M. i.v.	30. IV. 29	O. B. Mikroskopischer Befund: wie bei Tier Nr. 891.	±

Tabelle 16 (Fortsetzung).

Nr.	Staub-inhalation	Infektion	Exitus	Pathologisch-anatomischer Befund	Tb.
				Versuch Nr. IV. Inhalation von Baumwollstaub.	
108	15. III. 29 bis 1. VII. 29	I. 1. II. 29 Tröpfcheninfektion Typ. hum. 1376 (162 mg in 30 ccm NaCl, davon 6 ccm in 2 Sitzungen versprayt. II. 18. VI. 29 $^{1}/_{50}$ mg Schr. M. i.v.	26. VII. 29	In beiden Lungen ganz vereinzelte, stecknadelkopfgroße, grau-blasige Tuberkel. Leber: o. B. Milz (klein): o. B. Nieren: o. B. Mikroskopischer Befund: Nur ganz vereinzelte kleinste Tuberkelknötchen.	±
113	15. III. bis 1. VII. 29	I. 1. II. 29 Tröpfcheninfektion Typ. hum. 1376 (162 mg in 30 ccm NaCl, davon 6 ccm in 2 Sitzungen versprayt). II. 18. VI. 29 $^{1}/_{50}$ mg Schr. M. i.v.	26. VII. 29	Lunge: Ganz vereinzelte stecknadelkopfgroße, grauglasige Knötchen. Leber: o. B. Milz: o. B. Linke Niere: Zwei stecknadelkopfgroße Tuberkel. Rechte Niere: Am kaudalen Ende linsengroße Tuberkel. Mikroskopischer Befund: Vereinzelte tuberkulöse Veränderungen im Staubreaktionsgewebe, besonders in der Umgebung der großen Gefäße und Bronchien.	±
115	15. III. bis 1. VII. 29	I. 1. II. 29 Tröpfcheninfektion Typ. hum. 1376 (162 mg in 30 ccm NaCl, davon 6 ccm in 2 Sitzungen versprayt). II. 18. VI. 29 $^{1}/_{50}$ mg Schr. M. i.v.	26. VII. 29	In beiden Lungen zahlreiche bis linsengroße, teilweise im Innern verkäste Tuberkel. Leber: o. B. Milz (klein): o. B. In beiden Nieren zahlreiche stecknadelkopfgroße Tuberkel. Mikroskopischer Befund: Im Staubreaktionsgewebe exsudative Tuberkuloseprozesse, die auch unter der Pleura festzustellen sind.	+/++

Tabelle 16 (Fortsetzung).

Nr.	Staub-inhalation	Infektion	Exitus	Pathologisch-anatomischer Befund	Tb.
119	15. III. bis 1. VII. 29	I. 1. II. 29 Tröpfcheninfektion Typ. hum. 1376 (162 mg in 30 ccm NaCl, davon 6 ccm in 2 Sitzungen versprayt). II. 18. VI. 29 $^{1}/_{50}$ mg Schr. M. i.v.	26. VII. 29	In beiden Lungen zahlreiche bis linsengroße, in der Hauptsache stecknadelkopfgroße Tuberkel. Leber: o. B. Milz: o. B. In beiden Nieren zahlreiche Tuberkel. Mikroskopischer Befund: Geringe tuberkulöse Veränderungen. Exsudative Prozesse fehlen so gut wie ganz. In den Tuberkeln Staubzellen und geringe Bindegewebsbildung.	+/++
122	15. III. bis 1. VII. 29	I. 1. II. 29 Tröpfcheninfektion Typ. hum. 1376 (162 mg in 30 ccm NaCl, davon 6 ccm in 2 Sitzungen versprayt). II. 18. VI. 29 $^{1}/_{50}$ mg Schr. M. i.v.	26. VII. 29	In beiden Lungen nicht sehr zahlreiche bis erbsengroße, z. T. konfluierende Herde. Leber: Tuberkel? Milz: leicht höckerig, sonst o. B. Linke Niere: Ein kleiner stecknadelkopfgroßer Tuberkel. Rechte Niere: Stecknadelkopfgroßer Tuberkel. Mikroskopischer Befund: Ganz wenig tuberkulöse Prozesse im staubveränderten Gewebe.	++
123	15. III. bis 1. VII. 29	I. 1. II. 29 Tröpfcheninfektion Typ. hum. 1376 (162 mg in 30 ccm NaCl, davon 6 ccm in 2 Sitzungen versprayt). II. 18. VI. 29 $^{1}/_{50}$ mg Schr. M. i.v.	26. VII. 29	Lunge: Bis kleinerbsengroße, konfluierende, z. T. im Innern verkäste Herde. Leber: o. B. Milz: o. B. Oberfläche der linken Niere zeigt kleine Höcker, aber keine Tuberkel. Rechte Niere: Drei stecknadelkopfgroße Tuberkel. Mikroskopischer Befund: Auf dem Lungenschnitt Staubveränderungen sichtbar, dagegen wenig tuberkulöse Veränderungen, die aus kleinsten tuberkulösen Knötchen bestehen und Bindegewebswucherung erkennen lassen.	+/++

Tabelle 16 (Fortsetzung).

Nr.	Staub-inhalation	Infektion	Exitus	Pathologisch-anatomischer Befund	Tb.
				Immunkontrollen.	
109	—	I. 1. II. 29 Tröpfcheninfektion Typ. hum. 1376 (162 mg in 30 ccm NaCl, davon 6 ccm in 2 Sitzungen versprayt). II. 18. VI. 29 $^{1}/_{50}$ mg Schr. M. i.v.	26. VII. 29	In beiden Lungen ganz vereinzelte, stecknadelkopfgroße Tuberkel. Leber: o. B. Milz: In der Mitte ein kleines grauglasiges Knötchen. Linke Niere: Ein fraglicher Tuberkel. Rechte Niere: o. B. Mikroskopischer Befund: Vereinzelte kleine tuberkulöse Prozesse im intakten Lungengewebe besonders in der Umgebung der kleinsten Gefäße.	+
110	—	I. 1. II. 29 Tröpfcheninfektion Typ. hum. 1376 (162 mg in 30 ccm NaCl, davon 6 ccm in 2 Sitzungen versprayt). II. 18. VI. 29 $^{1}/_{50}$ mg Schr. M. i.v.	26. VII. 29	Im rechten unteren Lungenlappen große Zyste. In der linken Lunge große, gelbliche, harte Knötchen. Beide Lungen im übrigen mit kleinen bis linsengroßen, nicht sehr zahlreichen Tuberkeln durchsetzt. Leber: o. B. Milz: o. B. Nieren: o. B. Mikroskopischer Befund: wie bei Tier Nr. 109.	+/++
124	—	I. 1. II. 29 Tröpfcheninfektion Typ. hum. 1376 (162 mg in 30 ccm NaCl, davon 6 ccm in 2 Sitzungen versprayt). II. 18. VI. 29 $^{1}/_{50}$ mg Schr. M. i.v.	26. VII. 29	In beiden Lungen ziemlich wenige, kleine bis linsengroße Tuberkel. Leber: o. B. Milz: o. B. Nieren: o. B. Mikroskopischer Befund: wie bei Tier Nr. 109.	+

Tabelle 16 (Fortsetzung).

Nr.	Staub-inhalation	Infektion	Exitus	Pathologisch-anatomischer Befund	Tb.
127	—	I. 1. II. 29 Tröpfcheninfektion Typ. hum. 1376 (162 mg in 30 ccm NaCl, davon 6 ccm in 2 Sitzungen versprayt). II. 18. VI. 29 $^1/_{50}$ mg Schr. M. i.v.	26. VII. 29	In beiden Lungen stecknadelkopfgroße einzelne Herde. Milz: o. B. Leber: o. B. Linke Niere: Ein Tuberkel. Rechte Niere: o. B. Mikroskopischer Befund: wie bei Tier Nr. 109.	±
				Frischtiere.	
145	15. III. bis 1. VII. 29	I. 18. VI. 29 $^1/_{60}$ mg Schr. M. i.v.	26. VII. 29	Lungen stark vergrößert, mit übererbsengroßen, konfluierenden, im Innern verkästen Herden durchsetzt. Leber: o. B. Milz (klein): o. B. Linke Niere: ein fraglicher Tuberkel. Rechte Niere: o. B. Mikroskopischer Befund: Ziemlich erhebliche tuberkulöse Veränderungen, die besonders in den Unterlappen zu großen, ausgedehnten Zerfallsprozessen mit Kavernenbildung geführt haben.	+ + +/ + + + +
146	15. III. bis 1. VII. 29	I. 18. VI. 29 $^1/_{60}$ mg Schr. M. i.v.	26. VII. 29	Lunge mit sehr zahlreichen bis übererbsengroßen, konfluierenden im Innern verkästen Herden durchsetzt. Leber: o. B. Milz: klein, höckerig. Rechte Niere: ein graublasiger Tuberkel. Linke Niere: o. B. Mikroskopischer Befund: Ausgebreitete exsudative Tuberkulose, jedoch keine Kavernenbildung.	+ + +/ + + + +

Tabelle 16 (Fortsetzung).

Nr.	Staub-inhalation	Infektion	Exitus	Pathologisch-anatomischer Befund	Tb.
147	15. III. bis 1. VII. 29	I. 18. VI. 29 $^1/_{60}$ mg Schr. M. i.v.	26. VII. 29	In der Lunge nicht sehr zahlreiche bis linsengroße Tuberkel. Leber: Tuberkel? Milz: o. B. Linke Niere: ein Tuberkel. Rechte Niere: o. B. Mikroskopischer Befund: Bedeutend weniger tuberkulöse Veränderungen als bei den Tieren Nr. 145 und 146, jedoch zeigen sich auf dem Lungenschnitt typische, exsudative, tuberkulöse Prozesse, in denen Staubzellen sichtbar sind, besonders im Gebiet der Lymphknötchen.	+ +
148	15. III. bis 1. VII. 29	I. 18. VI. 29 $^1/_{60}$ mg Schr. M. i.v.	26. VII. 29	In beiden Lungen sehr zahlreiche, bis erbsengroße, konfluierende, im Innern verkäste Herde, Lunge vergrößert. Leber: einzelne Tuberkel? Milz: höckerig, sonst o. B. In beiden Nieren stecknadelkopfgroße Tuberkel. Mikroskopischer Befund: Ziemlich erhebliche tuberkulöse Veränderungen, die allerdings nicht so ausgedehnt sind wie bei den Tieren Nr. 145 und 146.	+ + +
				Frischtierkontrollen.	
311	—	I. 18. VI. 29 $^1/_{60}$ mg Schr. M. i.v.	26. VII. 29	Lungen beiderseits von stecknadelkopf- bis linsengroßen Tuberkeln durchsetzt. Organe: o. B. Mikroskopischer Befund: Im zum $^3/_4$ Teil erhaltenen Lungengewebe liegen kleinere und größere, exsudative tuberkulöse Prozesse, die so gut wie gar keinen käsigen Zerfall zeigen.	+ +

anderen Staubarten gemacht und uns zur besonderen Empfehlung der vorimmunisierten sogenannten Immuntiere veranlaßt hatten.

Während man hier an eine ungünstige Beeinflussung der experimentell gesetzten Lungentuberkulose bei den Kaninchen hätte denken können, war dieses bei den folgenden zwei großen Versuchsserien, die

Textilstaubtiere.

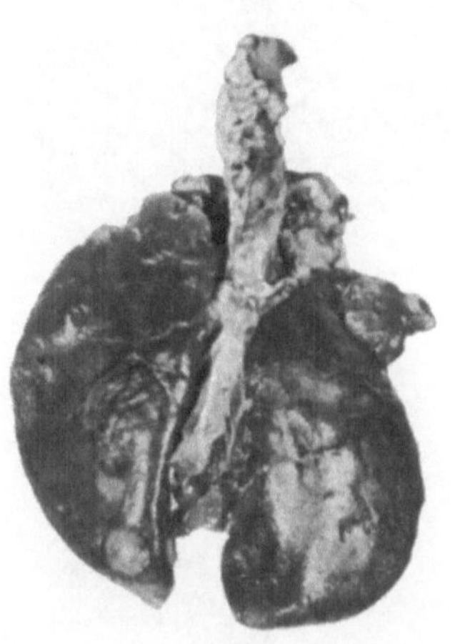

Abb. 35. Kaninchen 899.

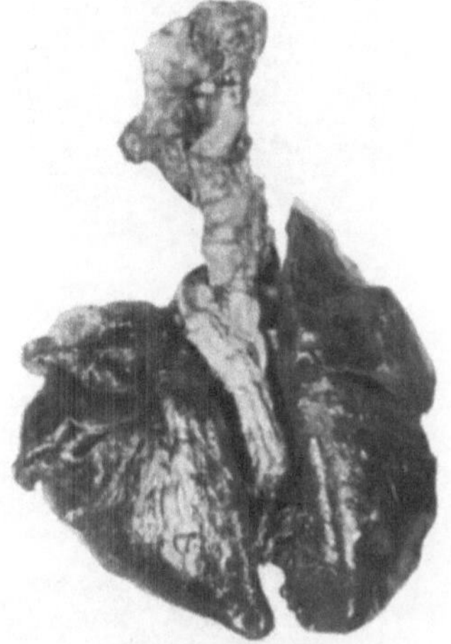

Abb. 36. Kaninchen 814.

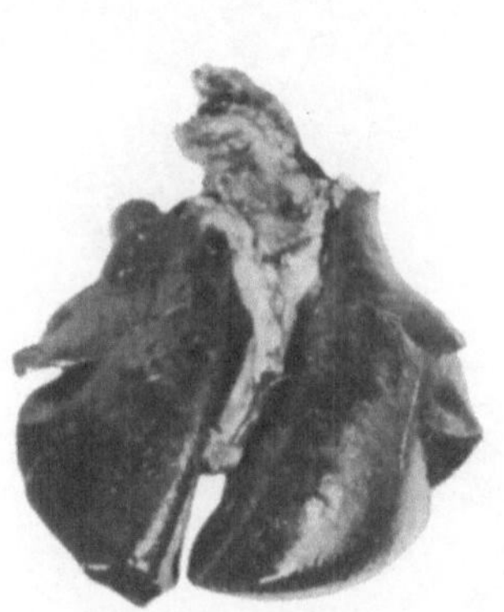

Abb. 37. Kaninchen 817.

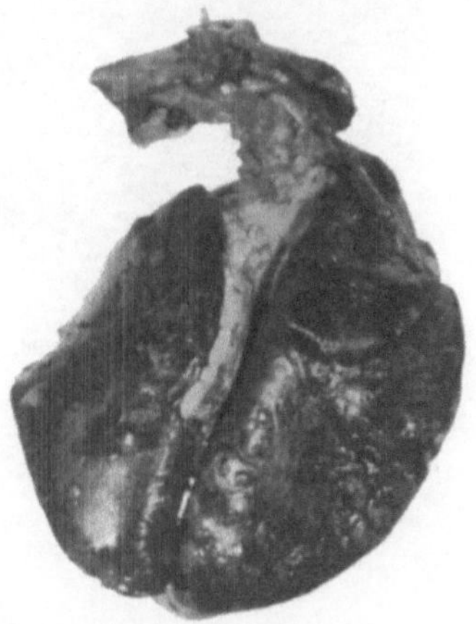

Abb. 38. Kaninchen 857.

an den verschiedensten Stellen im großen und kleinen Kardensaal direkt im Kratzenstaub angestellt wurden, nicht mehr der Fall.

In der ersteren dauerte die Bestaubung annähernd 5 Monate (2. III. bis 30. VII. 1928) und in der zweiten Reihe $5^1/_2$ Monate (10. X. 1928 bis 30. IV. 1929). Herangezogen wurden 10 sogenannte Immun- und 11 so-

Textilstaubtiere.

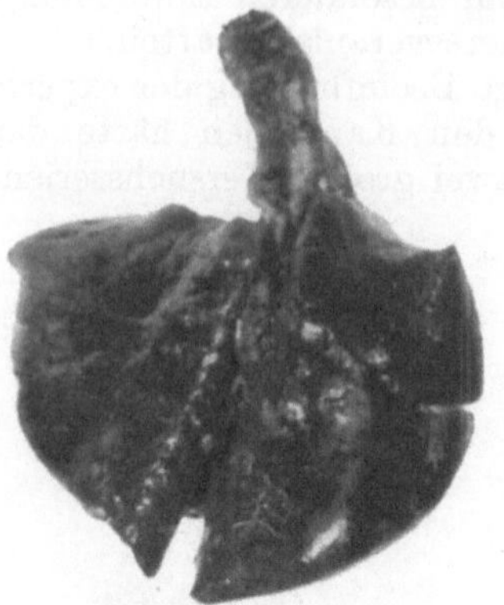

Abb. 39. Kaninchen 859.

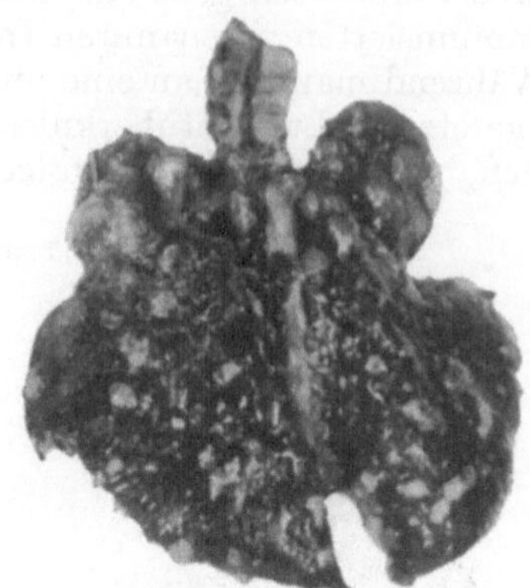

Abb. 40. Kaninchen 860.

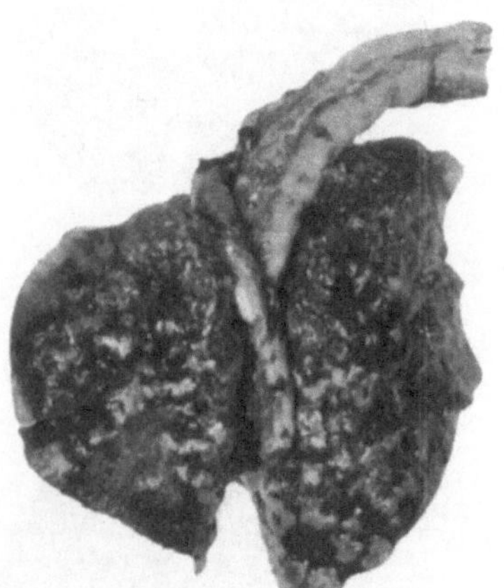

Abb. 41. Kaninchen 896.

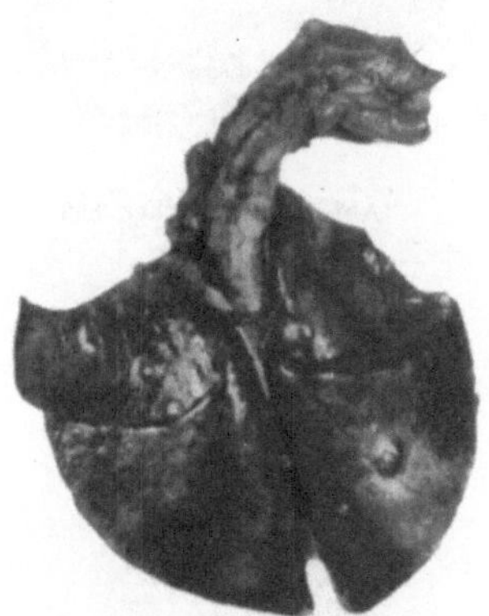

Abb. 42. Kaninchen 897.

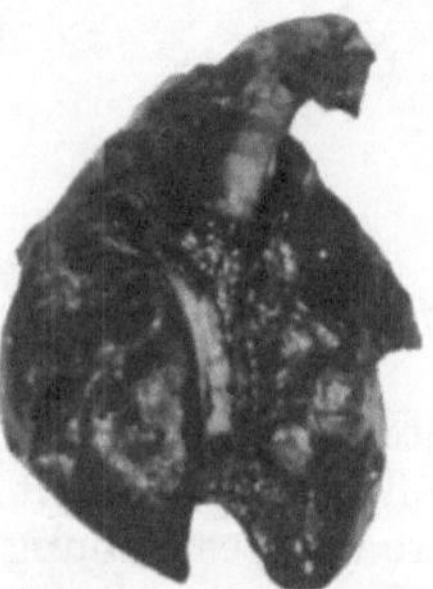

Abb. 43. Kaninchen 898.

genannte Frischkaninchen mit 7 Immun- und 8 nicht vorgespritzten Kaninchen.

Wenn man sich die Protokolle dieser beiden Serien ansieht, so ist sowohl bei den bestaubten Immun- wie Frischkaninchen keine stärkere Ausbildung der experimentellen Lungentuberkulose zu beobachten als

Immuntier-Kontrollen.

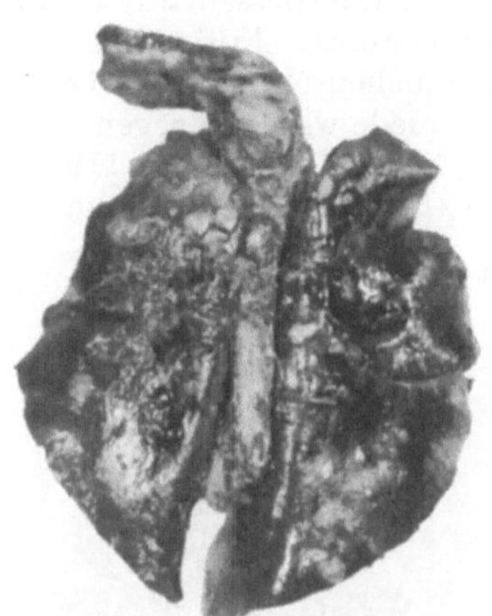

Abb. 44. Kaninchen 828.

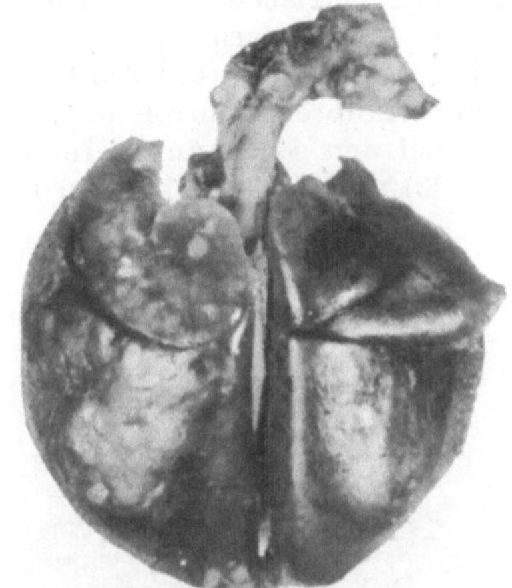

Abb. 45. Kaninchen 826.

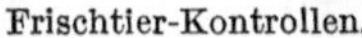

Frischtier-Kontrollen.

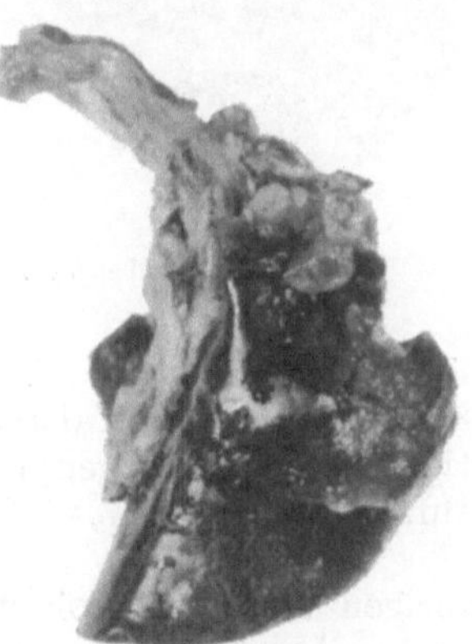

Abb. 46. Kaninchen 875.

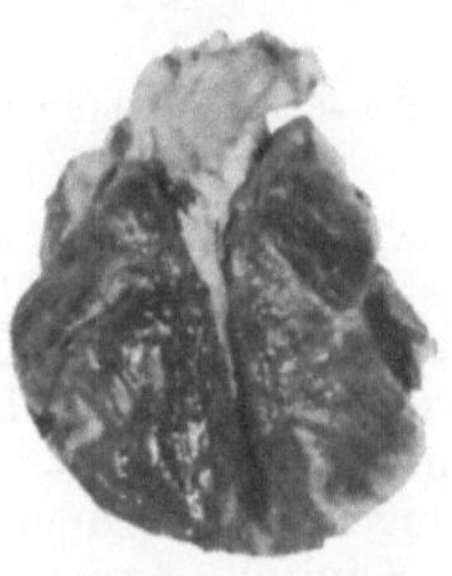

Abb. 47. Kaninchen 867.

bei den entsprechenden Kontrollen. Sehr deutlich wird das auch aus einem Vergleich der beigegebenen Abb. 36—49 des Versuches Nr. II, man kann hier wirklich keine Unterschiede zwischen bestaubten Versuchs- und unbestaubten Kontrollkaninchen feststellen.

Ein weniger eindeutiges Ergebnis brachte dann der Laboratoriumsversuch Nr. IV, der hier in Münster mit der im Kapitel „Apparatur und

Versuchstechnik“ beschriebenen Apparatur angestellt wurde, bei dem die Bestaubung jeden Tag 1 Stunde lang $3^1/_2$ Monate vorgenommen wurde. Wie in dem Kapitel schon auseinandergesetzt wurde, war es furchtbar schwer, den Baumwollstaub zum Auffliegen und namentlich zum Schweben zu bringen. Außerdem waren große Mengen von Staub dazu erforderlich, und es resultierte daraus eine derartig dichte Staubatmosphäre, wie man sie in praxi wohl nicht zu oft (wenigstens nicht in modernen Betrieben) zu Gesicht bekommt. Infolgedessen war es auch nicht zu verwundern, daß 2 von 4 der sogenannten Frischtiere etwas stärkere Lungentuberkulosen bekamen (Kaninchen Nr. 145 und 146) als die unbestaubten Kontrollen. Diese Unterschiede waren dagegen wieder nicht bei den sogenannten Immuntieren (Nr. 108, 113, 115, 119, 122 und 123) und den zugehörigen Kontrollen (Nr. 109, 110, 124 und 127)

Frischtier-Kontrollen.

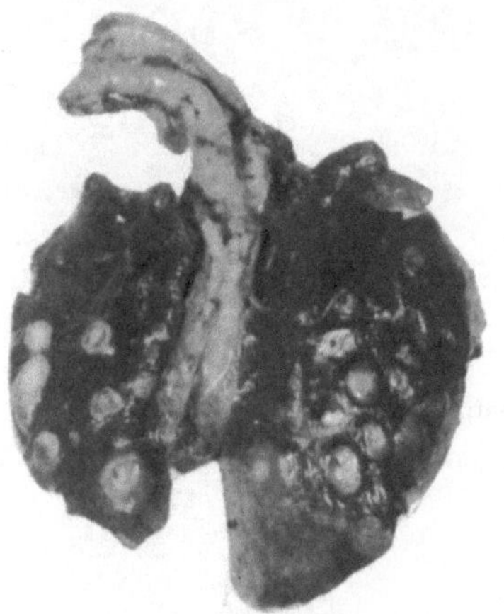

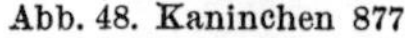

Abb. 48. Kaninchen 877.

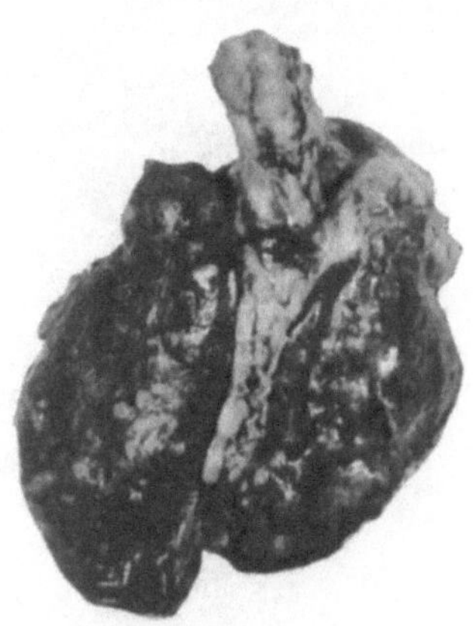

Abb. 49. Kaninchen 878.

feststellbar. Es zeigte sich auch hier wie beim Zement und bei dem gleichzeitig untersuchten anderen organischen Staub, dem Tabakstaub, daß Inhalationen größerer Mengen derartigen Staubes Lungenprozesse, wie sie unsere sogenannten Immuntiere aufzuweisen hatten, nicht verschlechtern.

Die Lungenveränderungen sind im übrigen dieselben, wie wir sie schon im Kapitel „experimentelle Pneumonokoniosen“ beschrieben haben, nur daß hier noch dieselben tuberkulösen Prozesse dazu kommen, wie wir sie immer bei unseren bestaubten Tieren zu finden pflegen, die bei den sogenannten Frischtieren mehr exsudativen und bei den sogenannten Immuntieren mehr indurierenden Charakter haben. Die tuberkulösen Stellen sind außerdem frei von Staub, während in dem Staubreaktionsgewebe und in dem Lymphgefäßsystem und in den Lymphknötchen eine Anhäufung wahrscheinlich des mineralischen Anteils des Textilstaubes stattfindet.

Diese Versuchsergebnisse zeigen mithin eine weitgehende Übereinstimmung des Baumwolltextilstaubes bzw. seiner tuberkulosefördernden Wirkung mit denen, die wir früher schon beim Zement- und Tabakstaub gefunden hatten. Alle drei dürften nahe der Indifferenzzone stehen.

Gleichzeitig mit diesen Versuchen mit Textil- und auch noch mit Kalksteinstaub liefen solche mit Thomasschlackenstaub, die in zwei großen Serien in der Zeit vom 5. III.—21. VII. 1928 und vom 1. VIII. bis zum 23. XI. 1929 zur Erledigung kamen. An der ersten waren 6 Versuchs- und 8 Kontrolltiere, an der zweiten 9 Versuchs- und 10 Kontrollkaninchen beteiligt (genaueres siehe Tabelle 17, Versuch Nr. I und II). Unter diesen waren wieder 7 bzw. 10 Tiere, die eine vorhergehende Immunisierung auf äerogenem bzw. intravenösem Wege $3^1/_2$ und $1^1/_2$ Monate vor Beginn der Bestaubungen durchgemacht hatten.

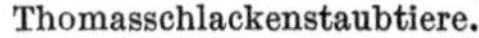
Thomasschlackenstaubtiere.

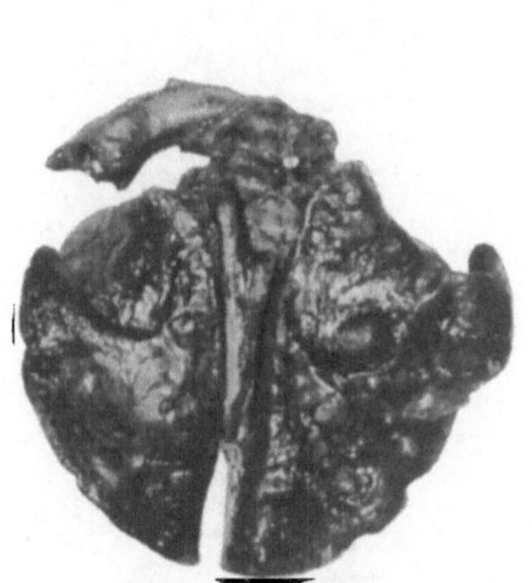
Abb. 50. Kaninchen 851.

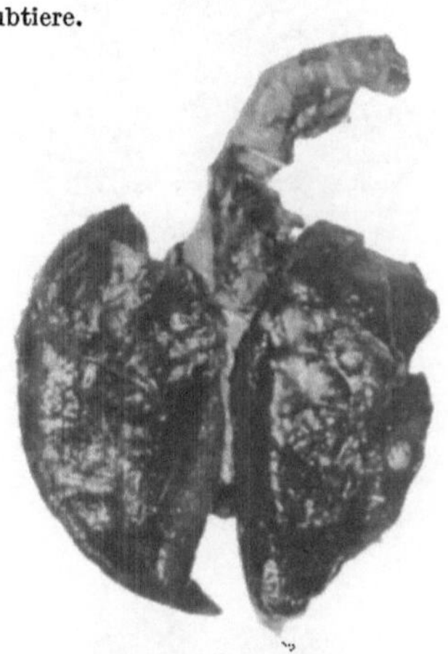
Abb. 51. Kaninchen 852.

Wie aus den beigegebenen Protokollen hervorgehen dürfte, können wie eine fördernde Wirkung des eingeatmeten Thomasschlackenstaubes (unserer Zusammensetzung) auf die experimentelle Lungentuberkulose des Kaninchens nicht zugeben, vielmehr geht aus den Ergebnissen der zweiten Versuchsserie einwandsfrei hervor, daß nicht nur nicht eine Beförderung der tuberkulösen Lungenprozesse durch die Bestaubung, sondern viel eher ein Zurückbleiben der spezifischen Veränderungen hinter denen der entsprechenden unbestaubten Kontrollungen eingetreten ist (ein Vergleich der Abb. 50—55 mit denen der Kontrolltiere (siehe Abb. 44—49) läßt das schon erkennen).

Bei dieser wie auch bei der ersten Serie ist die Staubablagerung an den reaktiv veränderten Stellen nicht sehr ausgesprochen. Den meisten Staub findet man im Lymphgefäßsystem und den Lymphknoten, zumeist in der Nähe der Gefäße und Bronchien. In diesen Bezirken ist es auch zur Entwicklung der tuberkulösen Exazerbationen gekommen, die bei den nicht spezifisch vorbehandelten Kaninchen gewöhnlich zu exsudativen, käsig zerfallenden Prozessen geführt haben, während es bei den sogenannten Immuntieren zur Bildung kleinerer Tuberkel mit stark hervortretender bindegewebiger Induration und Abkapselung gekommen ist.

Daneben ist ein sehr großer Teil des Lungengewebes völlig intakt.

Als Resultat dieser Untersuchungsreihen bezüglich der eventuellen Förderung der experimentellen Lungentuberkulose durch die Thomasschlackenstaubinhalation ist im Gegensatz zu den von uns schon früher abgelehnten Tierversuchsergebnissen von Cesa Bianchi abschließend festzustellen, daß eine solche unseres Erachtens nicht einzutreten scheint; vielmehr war bei manchen Versuchstieren vielleicht sogar ein Zurückbleiben hinter den Tuberkuloseerscheinungen in den unbestaubten Kontrolltierlungen festzustellen. Dies schien uns besonders bei den

Thomasschlackenstaub-Tiere.

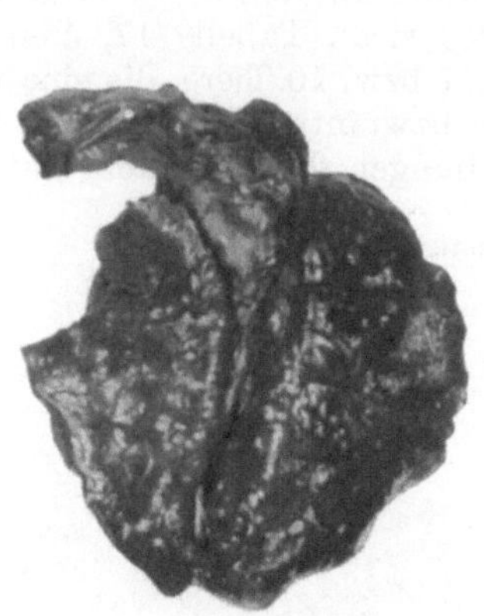

Abb. 52. Kaninchen 853.

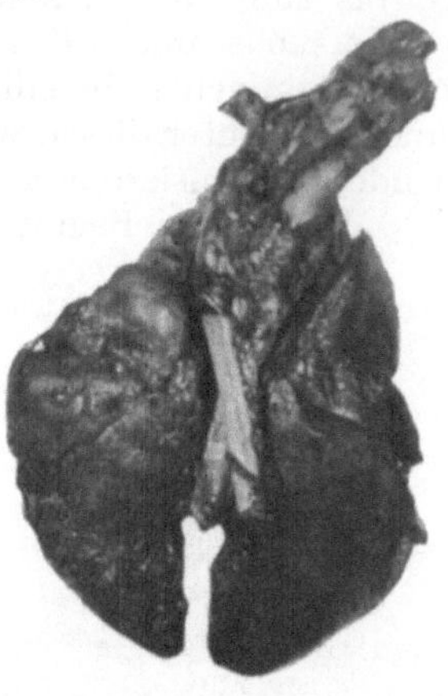

Abb. 53. Kaninchen 815.

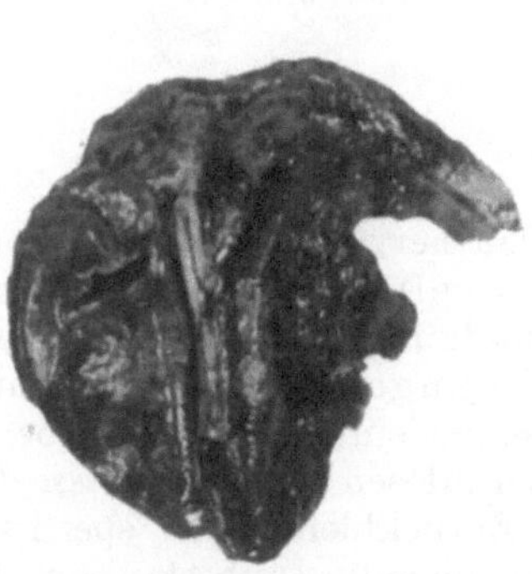

Abb. 54. Kaninchen 810.

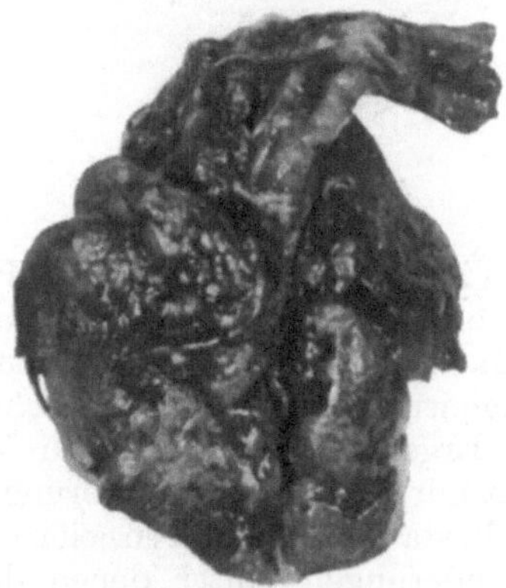

Abb. 55. Kaninchen 818.

Tabelle 16 (Fortsetzung).

Nr.	Staub-inhalation	Infektion	Exitus	Pathologisch-anatomischer Befund	Tb.
313	—	I. 18. VI. 29 $^1/_{60}$ mg Schr. M. i.v.	26. VII. 29	Über beiden Lungen stecknadelkopf- bis erbsengroße Tuberkel. Mikroskopischer Befund: Im zum $^3/_4$ Teil erhaltenen Lungengewebe liegen kleinere und größere, exsudative, tuberkulöse Prozesse, die im Zentrum z. T. käsig zerfallen sind.	+ +/+ + +
314	—	I. 18. VI. 29 $^1/_{60}$ mg Schr. M. i.v.	26. VII. 29	Beide Lungen mit nicht sehr zahlreichen, bis erbsengroßen, konfluierenden, im Innern verkästen Herden durchsetzt. Leber: o. B. Im kaudalen Pol der Niere einige stecknadelkopfgroße Tuberkel. Rechte Niere: ein stecknadelkopfgroßer Tuberkel. Linke Niere: zwei Tuberkel. Mikroskopischer Befund: wie bei Tier Nr. 311.	+ +

Tabelle 17. Vergleichende Versuche über den Ablauf der Lungentuberkulose bei einzeitiger und zweizeitiger Infektion nach Staubinhalation.

Nr.	Staub-inhalation	Infektion	Exitus	Pathologisch-anatomischer Befund	Tb.
				Versuch Nr. 1. Inhalation von Thomasschlacke.	
815	5. III. bis 7. V. 28 22. V. bis 22. VII. 28	18. XI. 27 450 mg in 40 ccm NaCl, davon 25 ccm in 60 Min. versprayt. 19. VII. 28 0,8 ccm $^1/_{100}$ mg Schr. M. i.v.	24. IX. 28	Lungen von normaler Größe, von zahlreichen Staubpünktchen durchsetzt, vereinzelte Tuberkelherde. Niere, Leber, Milz frei. Mikroskopischer Befund: Wenig Tuberkel mikroskopisch feststellbar, hauptsächlich Staubreaktionserscheinungen.	(+)

Tabelle 17 (Fortsetzung).

Nr.	Staub-inhalation	Infektion	Exitus	Pathologisch-anatomischer Befund	Tb.
818	5. III. bis 7. V. 28 22. V. bis 21. VII. 28	18. XI. 27 450 mg in 40 ccm NaCl, davon 25 ccm in 60 Min. versprayt. 19. VII. 28 0,8 ccm $^{1}/_{100}$ mg Schr. M. i.v.	24. IX. 28	Beide Lungen vergrößert, sehr stark tuberkulöse Veränderungen, vor allen Dingen in den abhängigen Partien und rechts. Die tuberkulösen Herde, die zum Teil über linsengroß sind, scheinen in der Hauptsache abgekapselt zu sein und exsudative Prozesse nur vereinzelt aufzuweisen. Leber und Milz frei, Nierenherde. Mikroskopischer Befund: Mikroskopisch sieht man inmitten des Staubreaktionsgewebes ziemlich große Tuberkel, die z.T. käsig zerfallen sind. Geringe bindegewebige Induration.	+ + +
820	5. III. bis 7. V. 28 22. V. bis 21. VII. 28	18. XI. 27 450 mg in 40 ccm NaCl, davon 25 ccm in 60 Min. versprayt. 19. VII. 28 0,8 ccm $^{1}/_{100}$ mg Schr. M. i.v.	24. IX. 28	Lungen kaum vergrößert, rechts ein erbsengroßer Tuberkel (verkäst), sonst ist das Lungengewebe von kleinsten Tuberkelknötchen durchsetzt. In den Nieren narbige Einziehungen. Leber und Milz frei. Mikroskopischer Befund: Tuberkulöse Veränderungen kaum feststellbar. Auf dem Durchschnitt eines Lungenlappens sieht man z. B. nur einen großen Tuberkel, der in der Mitte Zerfallserscheinungen erkennen läßt, daneben vereinzelte ganz kleine Tuberkel, die hauptsächlich unter der Pleura sitzen und z. T. von Bindegewebe durchzogen sind und viel Staubzellen enthalten.	+

Zugehörige Immunkontrollen siehe Tabelle 16, Versuch Nr. 2.

Tabelle 17 (Fortsetzung).

Nr.	Staub-inhalation	Infektion	Exitus	Pathologisch-anatomischer Befund	Tb.
				Frischtiere.	
851	5. III. bis 7. V. 28 22. V. bis 21. VII. 28	I. 17. VII. 28 $^1/_{100}$ mg Schr. M. i.v.	24. IX. 28	Beide Lungen besonders rechts vergrößert, von vielen kleinsten grauen Herden (Staub) und zahlreichen grauglasigen Herden (Tuberkel) durchsetzt, beiderseits auch zahlreiche bis übererbsengroße zentralverkäste Tuberkel. Leber, Niere frei. Milz Staubherde. Mikroskopischer Befund: Im Staubreaktionsgewebe sieht man kleinere und größere Tuberkel, in denen die letzteren im Innern verkäst sind.	+ +
852	5. III. bis 7. V. 28 22. V. bis 21. VII. 28	I. 17. VII. 28 $^1/_{100}$ mg Schr. M. i.v.	24. IX. 28	Lunge erheblich vergrößert, von zahlreichen dunkel-graugrünen, stecknadelkopfgroßen Flecken übersät, daneben grauglasige Tuberkel, neben einzelnen überlinsengroßen, verkästen Flecken. Milz zahlreiche, narbige Einziehungen, etwas vergrößert, Nierentuberkulose, Leber rauh und von zahlreichen Einziehungen durchsetzt. Mikroskopischer Befund: Die Hälfte des Lungengewebes ist exsudativ pneumonisch verändert, an einzelnen Stellen käsiger Zerfall.	+ +
853	5. III. bis 7. V. 28 22. V. bis 21. VII. 28	I. 17. VII. 28 $^1/_{100}$ mg Schr. M. i.v.	24. IX. 28	Lunge beiderseits von hirsekorngroßen und kleinen Tuberkeln durchsetzt. Niere, Milz, Leber frei. Mikroskopischer Befund: Veränderungen wie bei Tier Nr. 851.	+ +/+ + +

Zugehörige Frischtierkontrollen siehe Tabelle 16, Versuch Nr. 2.

Tabelle 17 (Fortsetzung).

Nr.	Staub-inhalation	Infektion	Exitus	Pathologisch-anatomischer Befund	Tb.
				Versuch Nr. 2. Frischtiere.	
419	1. VIII. bis 23. XI. 29	8. XI. 29 $^{1}/_{60}$ mg Schr. M. i.v.	19. XII. 29	In beiden Lungen vereinzelte, stecknadelkopfgroße, grauglasige Herde. Leber, Milz: o. B. Linke Niere: ein kleiner Tuberkel. Rechte Niere: o. B. Mikroskopischer Befund: Lunge zum größten Teil intaktes Gewebe. Unter der Pleura typische Staubveränderungen und darin eingelagert Tuberkel, ebenso an den veränderten Stellen in der Umgebung der Gefäße und Bronchien.	+
420	1. VIII. bis 23. XI. 29	8. XI. 29 $^{1}/_{60}$ mg Schr. M. i.v.	19. XII. 29	In beiden Lungen zahlreiche, z. T. konfluierende, verkäste Tuberkel. Leber und Milz: o. B. Linke und rechte Niere: einzelne kleine Tuberkel. Mikroskopischer Befund: In der Umgebung der großen Gefäße einige größere, verkäste Tuberkel.	+ +
434	1. VIII. bis 23. XI. 29	8. XI. 29 $^{1}/_{60}$ mg Schr. M. i.v.	19. XII. 29	In beiden Lungen zahlreiche, erbsengroße im Innern z. T. verkäste Herde. Leber: o. B. Milz: knotig (Tuberkel?). Linke Niere: Tuberkel, rechte Niere: stark tuberkulös. Mikroskopischer Befund: Ziemlich erhebliche exsudative tuberkulöse Prozesse, besonders in der Gefäß- und Bronchialgegend. Die Hälfte des Lungengewebes aber gut erhalten.	+ +/+ + +
435	1. VIII. bis 23. XI. 29	8. XI. 29 $^{1}/_{60}$ mg Schr. M. i.v.	19. XII. 29	Beide Lungen stark mit linsen- bis erbsengroßen, z. T. verkästen, konfluierenden Herden durchsetzt. Linke und rechte Niere: mehrere stecknadelkopfgroße Tuberkel. Leber: o. B. Milz: knotig (Tuberkel?). Mikroskopischer Befund: Rechts viel intaktes Lungengewebe, aber von zahlreichen kleineren und auch größeren Tuberkeln durchsetzt. Lunge ist ziemlich gut entstaubt, allerdings sind im veränderten Gewebe Staubzellen noch feststellbar.	+ +/+ + +

Tabelle 17 (Fortsetzung).

Nr.	Staub-inhalation	Infektion	Exitus	Pathologisch-anatomischer Befund	Tb.
436	1. VIII. bis 23. XI. 29	8. XI. 29 $^{1}/_{60}$ mg Schr. M. i.v.	19. XII. 29	In beiden Lungen zahlreiche, linsengroße, im Innern z. T. verkäste Tuberkel. Leber: o. B. Milz: ein grauglasiger Herd. Rechte Niere: o. B. Linke Niere: einzelne Tuberkel. Mikroskopischer Befund: wie bei Tier Nr. 435.	+ + +
				Frischtierkontrollen.	
426	—	8. XI. 29 $^{1}/_{60}$ mg Schr. M. i.v.	19. XII. 29	In beiden Lungen nicht sehr zahlreiche, kleinerbsengroße Tuberkel. Leber, Milz, Nieren: o. B. Mikroskopischer Befund: Über den ganzen Schnitt verteilt exsudative, tuberkulöse Veränderungen, die z. T. käsigen Zerfall erkennen lassen, daneben ist aber noch $^{4}/_{5}$ des Lungengewebes intakt.	+ +
427	—	8. XI. 29 $^{1}/_{60}$ mg Schr. M. i.v.	19. XII. 29	In beiden Lungen nicht sehr zahlreiche, bis linsengroße, im Innern zum Teil verkäste Tuberkel. Leber und Milz: o. B. Linke und rechte Niere: Einige kleine Tuberkel. Mikroskopischer Befund: Auf dem Schnitt sind mehr und größere exsudative Zerfallsprozesse erkennbar als bei Tier Nr. 426.	+ + +
428	—	8. XI. 29 $^{1}/_{60}$ mg Schr. M. i.v.	19. XII. 29	In beiden Lungen zahlreiche, bis kleinerbsengroße, im Innern z. T. verkäste Tuberkel. Leber und Milz: o. B. Rechte Niere: o. B. Linke Niere: ein kleiner Herd. Mikroskopischer Befund: wie bei Tier Nr. 427.	+ + +

Tabelle 17 (Fortsetzung).

Nr.	Staub-inhalation	Infektion	Exitus	Pathologisch-anatomischer Befund	Tb.
429	—	8. XI. 29 $^1/_{60}$ mg Schr. M. i.v.	19. XII. 29	In beiden Lungen ziemlich zahlreiche, bis linsengroße, im Innern z. T. verkäste Tuberkel. Leber und Milz: o. B. Rechte Niere: o. B. Linke Niere: zahlreiche, verkäste Tuberkel. Mikroskopischer Befund: Geringe Veränderungen wie bei Tier Nr. 426.	+ +
469	—	8. XI. 29 $^1/_{60}$ mg Schr. M. i.v.	19. XII. 29	In beiden Lungen ziemlich zahlreiche, bis erbsengroße, z. T. konfluierende Tuberkel. Leber, Milz, Nieren: o. B. Mikroskopischer Befund: Etwas mehr als bei den Tieren Nr. 426 und 429.	+ +/+ + +
				Immuntiere.	
342	1. VIII. bis 23. XI. 29	1. VI. 29 $^1/_{25}$ mg Stamm 1373 i.v. 15. VI. 29 $^1/_{25}$ mg Stamm 1373 i.v. 8. XI. 29 $^1/_{60}$ mg Schr. M. i.v.	19. XII. 29	In beiden Lungen nicht sehr zahlreiche, bis linsengroße, gut abgegrenzte, im Innern z. T. verkäste Tuberkel. Leber und Milz: o. B. Linke und rechte Niere: mehrere Tuberkel. Mikroskopischer Befund: Im veränderten Staublungengewebe vereinzelte kleine Tuberkel sichtbar, die keine Zerfallserscheinungen erkennen lassen.	+/+ +
359	1. VIII. bis 23. XI. 29	1. VI. 29 $^1/_{25}$ mg Stamm 1373 i.v. 15. VI. 29 $^1/_{25}$ mg Stamm 1373 i.v. 8. XI. 29 $^1/_{60}$ mg Schr. M. i.v.	19. XII. 29	In beiden Lungen nicht sehr zahlreiche, grauglasige Tuberkel. Leber und Milz: o. B. Linke und rechte Niere: vereinzelte Tuberkel. Mikroskopischer Befund: Im wenig veränderten Lungengewebe vereinzelte kleinere und etwas größere Tuberkel, die keine Neigung zum Zerfall zeigen. Staubzellen im veränderten Lungengewebe und in den Tuberkeln sichtbar, jedoch hat die Lunge wenig Staub aufzuweisen.	+

Tabelle 17 (Fortsetzung).

Nr.	Staub-inhalation	Infektion	Exitus	Pathologisch-anatomischer Befund	Tb.
362	1. VIII. bis 23. XI. 29	1. VI. 29 $^1/_{25}$ mg Stamm 1373 i.v. 15. VI. 29 $^1/_{25}$ mg Stamm 1373 i.v. 8. XI. 29 $^1/_{60}$ mg Schr. M. i.v.	19. XII. 29	In beiden Lungen zahlreiche, linsengroße, z. T. verkäste Tuberkel. Leber, Milz, Nieren: o. B. Mikroskopischer Befund: wie bei Tier Nr. 468.	+ +
442	2. X. bis 23. XI. 29	2. VIII. 29 $^1/_{25}$ mg Stamm 1373 i.v. 13. VIII. 29 $^1/_{25}$ mg Stamm 1373 i.v. 8. XI. 29 $^1/_{60}$ mg Schr. M. i.v.	28. XI. 29	Abgekapselter Abszeß des Peritoneums, von Kleinapfelgröße. Leber, Milz, Nieren: o. B. Beide Lungen stark blutig. Im rechten Unterlappen stecknadelkopfgroßer, grauglasiger Herd (?). Mikroskopischer Befund: Sehr wenig tuberkulöse Veränderungen feststellbar.	±
444	2. X. bis 23. XI. 29	2. VIII. 29 $^1/_{25}$ mg Stamm 1373 i.v. 13. VIII. 29 $^1/_{25}$ mg Stamm 1373 i.v. 8. XI. 29 $^1/_{60}$ mg Schr. M. i.v.	19. XII. 29	In beiden Lungen nur vereinzelte, grauglasige, linsengroße Herde. Leber, Milz, Nieren: o. B. Mikroskopischer Befund: wie bei Tier Nr. 359.	+
468	2. X. bis 23. XI. 29	2. VIII. 29 $^1/_{25}$ mg Stamm 1373 i.v. 13. VIII. 29 $^1/_{25}$ mg Stamm 1373 i.v. 8. XI. 29 $^1/_{60}$ mg Schr. M. i.v.	19. XII. 29	Im rechten Oberlappen ein linsengroßer, grauglasiger Tuberkel. Leber, Milz, linke Niere: o. B. Rechte Niere: ein ganz kleiner, grauglasiger Tuberkel. Mikroskopischer Befund: Nur vereinzelte tuberkulöse Veränderungen in der Umgebung der großen Gefäße.	+ +

Tabelle 17 (Fortsetzung).

Nr.	Staub-inhalation	Infektion	Exitus	Pathologisch-anatomischer Befund	Tb.
				Immunkontrollen.	
351	—	1. VI. 29 $^1/_{25}$ mg Stamm 1373 i.v. 15. VI. 29 $^1/_{25}$ mg Stamm 1373 i.v. 8. XI. 29 $^1/_{60}$ mg Schr. M. i.v.	19. XII. 29	In beiden Lungen nur sehr wenige grauglasige Tuberkel. Leber, Milz, rechte Niere: o. B. Linke Niere: ein Tuberkel. Mikroskopischer Befund: Geringe tuberkulöse Veränderungen. Auf dem Lungenschnitt sind nur wenige knötchenförmige Tuberkel sichtbar, die kaum Zerfallserscheinungen, dafür aber Bindegewebsbildung erkennen lassen.	+
352	—	1. VI. 29 $^1/_{25}$ mg Stamm 1373 i.v. 15. VI. 29 $^1/_{25}$ mg Stamm 1373 i.v. 8. XI. 29 $^1/_{60}$ mg Schr. M. i.v.	19. XII. 29	In beiden Lungen ziemlich zahlreiche, bis linsengroße, im Innern z. T. verkäste Tuberkel. Leber, Milz, Nieren: o. B. Mikroskopischer Befund: Etwas mehr tuberkulöse Prozesse als bei Tier Nr. 351.	+ +
353	—	1. VI. 29 $^1/_{25}$ mg Stamm 1373 i.v. 15. VI. 29 $^1/_{25}$ mg Stamm 1373 i.v. 8. XI. 29 $^1/_{60}$ mg Schr. M. i.v.	19. XII. 29	In beiden Lungen zahlreiche, bis erbsengroße, im Innern verkäste Tuberkel. Leber, Milz, linke Niere: o. B., rechte Niere: ein Tuberkel. Mikroskopischer Befund: Die tuberkulösen Prozesse zeigen auf dem Schnitt eine größere Ausdehnung als bei den anderen Tieren (351—352) und zeigen hin und wieder Zerfallserscheinungen.	+ +
355	—	1. VI. 29 $^1/_{25}$ mg Stamm 1373 i.v. 15. VI. 29 $^1/_{25}$ mg Stamm 1373 i.v. 8. XI. 29 $^1/_{60}$ mg Schr. M. i.v.	19. XII. 29	In beiden Lungen ziemlich zahlreiche, bis linsengroße, im Innern verkäste Tuberkel. Leber, Milz, rechte Niere: o. B., linke Niere: ein Tuberkel. Mikroskopischer Befund: wie bei Tier Nr. 352.	+ +

spezifisch vorbehandelten sogenannten Immuntieren der Fall zu sein, da sie vorwiegend bindegewebig durchzogene und umschlossene kleine Tuberkel aufzuweisen hatten. Vielleicht ist diese günstige Beeinflussung auf den im Staub vorhandenen Ätzkalk zurückzuführen analog den Beobachtungen, die wir ja früher (Jötten u. Arnoldi) schon mit dem reinen Kalkpräparat ($Ca(OH)_2$) in noch viel ausgesprochenerem Maße machen konnten. Der Thomasschlackenstaub wäre also unseres Erachtens etwas günstiger einzustufen als der Kalkstein- und Zementstaub (vgl. günstige Tuberkuloseziffern in der Literatur und Statistik).

c) Bleistaub und Kühnsches Lungenpulver.

Dieselben günstigen Beobachtungen bezüglich der Beeinflussung der experimentellen Lungentuberkulose wie bei der vorhergehenden Staubart haben wir auch nach der Bestaubung mit den beiden Bleiweißstaubarten Karbonatbleiweiß-Cerussa-Merck und dem Sulfobleiweiß-Wilhelmsburg machen können.

Schon gleich der erste Versuch, der an 5 und 4 sogenannten Frischtieren mit einer Bestaubung vom 22. IV. bis zum 25. VII. 1929 und Infektion am 2. V. 1929 vorgenommen wurde, brachte das in den Tabellen 18 und 19 unter Versuch Nr. I gebrachte Resultat, daß die bestaubten Tiere erheblich geringere tuberkulöse Veränderungen in den Lungen aufzuweisen hatten als die überwiegende Mehrzahl der Kontrollen; außerdem ließen sie zum großen Teil bindgewebige Induration erkennen.

Sehr deutlich kam dieses auch wieder in einer zweiten Versuchsserie mit 6 und 5 sogenannten Immuntieren und beim Sulfobleiweiß noch mit 5 sogenannten Frischtieren zum Ausdruck, indem bei den Karbonatbleiweißtieren durchschnittlich höchstens eine +-Tuberkulose einer ++/+++-Tuberkulose bei den unbestaubten Kontrollen und bei den Sulfobleiweißkaninchen eine +/++-Lungentuberkulose einer ++/+++-Tuberkulose bei den Kontrolltieren gegenüberstand.

Es läßt sich somit nicht nur keine Beförderung, sondern viel eher sogar eine nicht ungünstige Beeinflussung des Verlaufs der experimentellen Lungentuberkulose nach Beatmung mit Karbonatbleiweiß-Cerussa-Merck und Sulfobleiweiß-Wilhelmsburg feststellen.

Die ungünstigen Lungentuberkuloseziffern, die gelegentlich und besonders früher bei Bleiarbeitern zur Beobachtung kamen, dürften viel eher auf andere Schädigungen besonders solche der sozialen Umwelt und Verhältnisse zurückzuführen sein oder durch Beimengungen anderer Staubarten bedingt sein, worauf ja auch schon von Ickert u. a. hingewiesen worden ist.

Gleichzeitig mit diesen Bleistauben kam auch das SiO_2-haltige Lungenpulver von Kühn mit zur Verarbeitung, das bei den sogenannten Frischtieren in zwei großen Versuchsserien mit 15 Staub- und 11 Kontrolltieren die von Kühn behauptete günstige Beeinflussung des Lungentuberkuloseverlaufes vermissen ließ. Einer durchschnittlichen ++-Lungentuberkulose bei den Kontrollen stand eine solche von ++/+++ bei den bestaubten Frischtieren gegenüber. Von einer

Tabelle 17 (Fortsetzung).

Nr.	Staub-inhalation	Infektion	Exitus	Pathologisch-anatomischer Befund	Tb.
363	—	1. VI. 29 $^1/_{25}$ mg Stamm 1373 i.v. 15. VI. 29 $^1/_{25}$ mg Stamm 1373 i.v. 8. XI. 29 $^1/_{60}$ mg Schr. M. i.v.	16. XII. 29	In beiden Lungen ziemlich zahlreiche, bis erbsengroße, ziemlich abgegrenzte Tuberkel. Leber, Milz, Nieren: o. B. Tier stark abgemagert. Mikroskopischer Befund: wie bei Tier Nr. 353.	+ + +

Tabelle 18. Vergleichende Versuche über den Ablauf der Lungentuberkulose bei einzeitiger und zweizeitiger Infektion nach Staubinhalation.

Nr.	Staub-inhalation	Infektion	Exitus	Pathologisch-anatomischer Befund	Tb.
		Versuch Nr. 2. Inhalation von Carbonatbleiweiß.			
333	2. VIII. bis 16. XII. 29	1. VI. 29 $^1/_{25}$ mg Stamm 1373 i.v. 15. VI. 29 $^1/_{25}$ mg Stamm 1373 i.v. 8. XI. 29 $^1/_{60}$ mg Schr. M. i.v.	19. XII. 29	In beiden Lungen nur ganz vereinzelt stecknadelkopfgroße Tuberkel. Leber, Milz und rechte Niere: o. B., linke Niere: ein Tuberkel. Mikroskopischer Befund: wie bei Tier Nr. 445, nur etwas mehr Tuberkel.	±
335	2. VIII. bis 16. XII. 29	1. VI. 29 $^1/_{25}$ mg Stamm 1373 i.v. 15. VI. 29 $^1/_{25}$ mg Stamm 1373 i.v. 8. XI. 29 $^1/_{60}$ mg Schr. M. i.v.	19. XII. 29	In beiden Lungen nur relativ wenig stecknadelkopfgroße, grauglasige Tuberkel. Leber und rechte Niere: o. B. Milz: zeigt Tuberkel. Linke Niere: ein stecknadelkopfgroßer Tuberkel. Mikroskopischer Befund: wie bei Tier Nr. 445, nur etwas mehr Tuberkel.	+/+ +

Tabelle 18 (Fortsetzung).

Nr.	Staub-inhalation	Infektion	Exitus	Pathologisch-anatomischer Befund	Tb.
356	2. VIII. bis 16. XII. 29	1. VI. 29 $^1/_{25}$ mg Stamm 1373 i.v. 15. VI. 29 $^1/_{25}$ mg Stamm 1373 i.v. 8. XI. 29 $^1/_{60}$ mg Schr. M. i.v.	19. XII. 29	In beiden Lungen relativ wenig kirschkerngroße Tuberkel. Leber, Milz und linke Niere: o. B., rechte Niere: ein kleiner Herd. Mikroskopischer Befund: wie bei Tier Nr. 445, nur etwas mehr Tuberkel.	+/++
357	2. VIII. bis 16. XII. 29	1. VI. 29 $^1/_{25}$ mg Stamm 1373 i.v. 15. VI. 29 $^1/_{25}$ mg Stamm 1373 i.v. 8. XI. 29 $^1/_{60}$ mg Schr. M. i.v.	19. XII. 29	In beiden Lungen nicht sehr zahlreiche, linsengroße Tuberkel. Leber und Milz: o. B. Linke und rechte Niere: höckerig, keine Tuberkel. Mikroskopischer Befund: wie bei Tier Nr. 445, nur etwas mehr Tuberkel.	+
445	2. X. bis 19. XII. 29	1. VI. 29 $^1/_{25}$ mg Stamm 1373 i.v. 15. VI. 29 $^1/_{25}$ mg Stamm 1373 i.v. 8. XI. 29 $^1/_{60}$ mg Schr. M. i.v.	19. XII. 29	In beiden Lungen nur ganz vereinzelte, stecknadelkopfgroße Tuberkel. Leber, Milz und rechte Niere: o. B., linke Niere: zwei Tuberkel. Mikroskopischer Befund: Der größte Teil des Lungengewebes intakt, ein Teil zeigt Staubreaktionserscheinungen mit ganz vereinzelt eingelagerten Tuberkeln.	±
447	2. X. bis 19. XII. 29	1. VI. 29 $^1/_{25}$ mg Stamm 1373 i.v. 15. VI. 29 $^1/_{25}$ mg Stamm 1373 i.v. 8. XI. 29 $^1/_{60}$ mg Schr. M. i.v.	19. XII. 29	Im rechten Oberlappen ein kleiner grauglasiger Herd. Leber, Milz und Nieren: o. B. Mikroskopischer Befund: wie bei Tier Nr. 445.	±

Zugehörige Immunkontrollen siehe Tabelle 17, Versuch Nr. 2.

Tabelle 18 (Fortsetzung).

Nr.	Staub-inhalation	Infektion	Exitus	Pathologisch-anatomischer Befund	Tb.
				Versuch Nr. 1. Frischtiere.	
247	22. IV. bis 25. VII. 29	2. V. 29 $^1/_{60}$ mg Schr. M. i.v.	27. VII. 29	In beiden Lungen sehr vereinzelte, bis linsengroße, scharf abgegrenzte Tuberkel. Leber und Milz: o. B. Linke und rechte Niere: unzählig viele, stecknadelkopfgroße Tuberkel. Mikroskopischer Befund: Im größtenteils gut erhaltenen Lungengewebe vereinzelte Tuberkel, die hauptsächlich in der Nähe der großen Gefäße sitzen.	±
249	22. IV. bis 25. VII. 29	2. V. 29 $^1/_{60}$ mg Schr. M. i.v.	27. VII. 29	Nicht sehr zahlreiche, gut abgegrenzte bis linsengroße Tuberkel. Leber und Nieren: o. B. Milz: ziemlich groß, o. B. Mikroskopischer Befund: wie bei Tier Nr. 272.	+
250	22. IV. bis 25. VII. 29	2. V. 29 $^1/_{60}$ mg Schr. M. i.v.	27. VII. 29	In beiden Lungen mäßig viele, kleinerbsengroße, relativ gut abgekapselte, grauglasige Herde. Leber, Milz und rechte Niere: o. B., linke Niere: ein stecknadelkopfgroßer Tuberkel. Mikroskopischer Befund: wie bei Tier Nr. 272.	+
271	22. IV. bis 25. VII. 29	2. V. 29 $^1/_{60}$ mg Schr. M. i.v.	27. VII. 29	In der Lunge nur vereinzelte bis linsengroße, gut abgegrenzte, z. T. im Innern verkäste Tuberkel. Leber und Nieren: o. B. Milz: leicht höckerig, sonst o. B. Mikroskopischer Befund: Tuberkulose etwas ausgesprochener und Herde etwas größer als bei Tier Nr. 247, sie zeigen auch Zerfallserscheinungen.	±
272	22. IV. bis 25. VII. 29	2. V. 29 $^1/_{60}$ mg Schr. M. i.v.	27. VII. 29	In beiden Lungen nicht sehr zahlreiche, bis linsengroße, im Innern z. T. verkäste Herde. Leber, Milz und linke Niere: o. B. Rechte Niere: ein Tuberkel. Mikroskopischer Befund: Vereinzelte kleinere zirkumskripte Tuberkel im verhältnismäßig wenig veränderten Lungengewebe zerstreut. Geringe Bindegewebsbildung.	+

Tabelle 18 (Fortsetzung).

Nr.	Staub-inhalation	Infektion	Exitus	Pathologisch-anatomischer Befund	Tb.
				Frischtierkontrollen.	
273	—	2. V. 29 $^1/_{60}$ mg Schr. M. i.v.	23. V. 29	Interkurrent zu früh gestorben, vereinzelte Knötchen in beiden Lungen; andere Organe o. B.	
274	—	2. V. 29 $^1/_{60}$ mg Schr. M. i.v.	23. V. 29	In beiden Lungen große konfluierende Tuberkel. Nieren: deutliche Herde. Leber: o. B. Milz: tuberkulöse Knötchen (?).	+ + +
275	—	2. V. 29 $^1/_{60}$ mg Schr. M. i.v.	23. V. 29	In den Lungen zahlreiche kleinere Knötchen. Nieren: frei von Tuberkeln. Leber: o. B. Milz: vergrößert und gelappt.	+ +

Tabelle 19. Vergleichende Versuche über den Ablauf der Lungentuberkulose bei einzeitiger und zweizeitiger Infektion nach Staubinhalation.

Nr.	Staub-inhalation	Infektion	Exitus	Pathologisch-anatomischer Befund	Tb.
				Versuch Nr. 2. Inhalation von Sulfobleiweiß.	
361	2. VIII. bis 16. XII. 29	1. VI. 29 $^1/_{25}$ mg Stamm 1373 i.v. 15. VI. 29 $^1/_{25}$ mg Stamm 1373 i.v. 8. XI. 29 $^1/_{60}$ mg Schr. M. i.v.	19. XII. 29	In beiden Lungen zahlreiche, stecknadelkopf- bis linsengroße, im Innern verkäste Tuberkel. Leber und linke Niere: o. B. Milz und rechte Niere: ein Tuberkel. Mikroskopischer Befund: Auf dem Schnitt sind im gut erhaltenen, wenig staubveränderten Lungengewebe kleinere und größere Tuberkel sichtbar, die z. T. käsig zerfallen sind, z. T. aber kleine, runde, etwas bindegewebig indurierte Knötchen darstellen.	+

Tabelle 19 (Fortsetzung).

Nr.	Staub-inhalation	Infektion	Exitus	Pathologisch-anatomischer Befund	Tb.
367	2. VIII. bis 16. XII. 29	1. VI. 29 $^1/_{25}$ mg Stamm 1373 i.v. 15. VI. 29 $^1/_{25}$ mg Stamm 1373 i.v. 8. XI. 29 $^1/_{60}$ mg Schr. M. i.v.	19. XII. 29	In beiden Lungen nicht sehr zahlreiche, bis linsengroße, im Innern verkäste Tuberkel. Leber und Milz: o. B. Linke Niere: ein großer Tuberkel, rechte Niere: mehrere kleine Tuberkel. Mikroskopischer Befund: wie bei Tier Nr. 361.	+ +
337	2. VIII. bis 16. XII. 29	1. VI. 29 $^1/_{25}$ mg Stamm 1373 i.v. 15. VI. 29 $^1/_{25}$ mg Stamm 1373 i.v. 8. XI. 29 $^1/_{60}$ mg Schr. M. i.v.	19. XII. 29	In beiden Lungen ziemlich zahlreiche, bis linsengroße, grauglasige Tuberkel. Leber und Milz: o. B. Linke und rechte Niere: reichlich Tuberkel. Mikroskopischer Befund: Auf dem Lungenschnitt meist intaktes Gewebe mit eingesprengten kleineren und größeren, tuberkulösen Veränderungen, die z. T. sxsudative Formen mit Zerfall erkennen lassen, z. T. aber von etwas Bindegewebe durchzogene, abgekapselte Knötchen darstellen.	+/+ +
338	2. VIII. bis 16. XII. 29	1. VI. 29 $^1/_{25}$ mg Stamm 1373 i.v. 15. VI. 29 $^1/_{25}$ mg Stamm 1373 i.v. 8. XI. 29 $^1/_{60}$ mg Schr. M. i.v.	19. XII. 29	In beiden Lungen nicht sehr zahlreiche, grauglasige, stecknadelkopfgroße, z. T. verkäste Herde. Leber und Milz: o. B. Linke und rechte Niere: ein Tuberkel. Mikroskopischer Befund: wie bei Tier Nr. 337.	+/+ +
341	2. VIII. bis 16. XII. 29	1. VI. 29 $^1/_{25}$ mg Stamm 1373 i.v. 15. VI. 29 $^1/_{25}$ mg Stamm 1373 i.v. 8. XI. 29 $^1/_{60}$ mg Schr. M. i.v.	19. XII. 29	In beiden Lungen ziemlich zahlreiche, bis kleinerbsengroße, im Innern z. T. verkäste Tuberkel. Leber und Nieren: o. B. Milz: klein, zeigt Tuberkel. Mikroskopischer Befund: wie bei Tier Nr. 337.	+/+ +

Zugehörige Immunkontrollen siehe Tabelle 17, Versuch Nr. 2.

Tabelle 19 (Fortsetzung).

Nr.	Staub-inhalation	Infektion	Exitus	Pathologisch-anatomischer Befund	Tb.
				Frischtiere.	
431	2. VIII. bis 16. XII. 29	8. XI. 29 $^{1}/_{60}$ mg Schr. M. i.v.	19. XII. 29	In beiden Lungen nur ganz vereinzelte stecknadelkopfgroße, grauglasige Tuberkel. Leber und Nieren: o. B. Milz: sehr klein, o. B. Mikroskopischer Befund: Im wenig staubveränderten Lungengewebe auf einem Lungenschnitt nur ein einziger, großer Tuberkel sichtbar, der von etwas Bindegewebe durchzogen ist.	+
432	2. VIII. bis 16. XII. 29	8. XI. 29 $^{1}/_{60}$ mg Schr. M. i.v.	19. XII. 29	In beiden Lungen nur vereinzelte, stecknadelkopfgroße Tuberkel. Leber, Milz und linke Niere: o. B., rechte Niere: ein Tuberkel. Mikroskopischer Befund: Veränderungen mikroskopisch etwas stärker als bei Tier Nr. 431, aber nicht so stark wie bei Tier Nr. 430.	+/++
433	2. VIII. bis 16. XII. 29	8. XI. 29 $^{1}/_{60}$ mg Schr. M. i.v.	19. XII. 29	In beiden Lungen ziemlich zahlreiche, stecknadelkopf- bis linsengroße Tuberkel. Leber und Milz: o. B. Linke und rechte Niere: mit Tuberkeln übersät. Mikroskopischer Befund: Veränderungen mikroskopisch etwas stärker als bei Tier Nr. 431, aber nicht so stark wie bei Tier Nr. 430.	+/++
430	2. X. bis 16. XII. 29	8. XI. 29 $^{1}/_{60}$ mg Schr. M. i.v.	19. XII. 29	In beiden Lungen ziemlich zahlreiche, gut abgegrenzte, im Innern z. T. verkäste Tuberkel. Leber und rechte Niere: o. B., linke Niere: reichlich Tuberkel. Milz: knotig (Tuberkel?). Mikroskopischer Befund: Im gut erhaltenen Lungengewebe zahlreiche Tuberkel eingesprengt, die z. T. größeren Durchmesser angenommen haben und käsig zerfallen sind, z. T. runde, abgekapselte, von etwas Bindegewebe durchzogene Tuberkel darstellen.	++/+++

Tabelle 19 (Fortsetzung).

Nr.	Staub-inhalation	Infektion	Exitus	Pathologisch-anatomischer Befund	Tb.
467	2. X. bis 16. XII. 29	8. XI. 29 $^{1}/_{60}$ mg Schr. M. i.v.	19. XII. 29	In beiden Lungen nicht sehr zahlreiche, gut abgegrenzte, im Innern z. T. verkäste Tuberkel. Leber und Milz: o. B. Linke und rechte Niere: zwei kleine Tuberkel. Mikroskopischer Befund: Veränderungen mikroskopisch etwas stärker als bei Tier Nr. 431, aber nicht so stark wie bei Tier Nr. 430.	+/++
Zugehörige Frischtierkontrollen siehe Tabelle 17, Versuch Nr. 2.					
469	—	8. XI. 29 $^{1}/_{60}$ mg Schr. M. i.v.	19. XII. 29	In beiden Lungen ziemlich zahlreiche, bis erbsengroße, z. T. konfluierende Tuberkel. Leber, Milz und Nieren: o. B. Mikroskopischer Befund: Etwas mehr als bei den Tieren Nr. 426 und 429.	++/+++
Versuch Nr. 1. Frischtiere.					
251	22. IV. bis 2. VII. 29	2. V. 29 $^{1}/_{60}$ mg Schr. M. i.v.	5. VII. 29	Rechte Lunge: hypostatische Pneumonie; linke Lunge: punktförmige Blutung. Dickdarm stark aufgetrieben, Ernährungsstörung. Leber: o. B. Milz: stark vergrößert. Mikroskopischer Befund: Keine tuberkulösen Veränderungen nachweisbar.	○
295	27. V. bis 2. VII. 29	2. V. 29 $^{1}/_{60}$ mg Schr. M. i.v.	5. VII. 29	Stärkste Coccidiose der Bauchorgane; Coccidien in der Brusthöhle. Tuberkel noch nicht nachzuweisen. Organe: o. B. Mikroskopischer Befund: Wie Sektionsbefund.	○

Tabelle 19 (Fortsetzung).

Nr.	Staub-inhalation	Infektion	Exitus	Pathologisch-anatomischer Befund	Tb.
296	27. V. bis 19. VII. 29	2. V. 29 $^{1}/_{60}$ mg Schr. M. i.v.	20. VII. 29	Links Lungeneiterung, Pleuraempyem. Innere Organe o. B. Mikroskopischer Befund: Im Oberlappen ein exsudativer, tuberkulöser Herd.	±
297	27. V. bis 25. VII. 29	2. V. 29 $^{1}/_{60}$ mg Schr. M. i.v.	27. VII. 29	In beiden Lappen mäßig viele, z. T. konfluierende, teilweise im Innern verkäste Herde. Leber, Milz und linke Niere: o. B., rechte Niere: ein Tuberkel. Mikroskopischer Befund: Im gut erhaltenen Lungengewebe zahlreiche, kleine Tuberkel, die zum kleinsten Teil zerfallen sind, hin und wieder bindegewebige Induration erkennen lassen.	+/+ +
				Frischtierkontrollen.	
273	—	2. V. 29 $^{1}/_{60}$ mg Schr. M. i.v.	23. V. 29	Interkurrent zu früh gestorben, vereinzelte Knötchen in beiden Lungen, andere Organe o. B.	±
274	—	2. V. 29 $^{1}/_{60}$ mg Schr. M. i.v.	14. VI. 29	In beiden Lungen große konfluierende Tuberkel. Nieren deutliche Herde. Leber: o. B. Milz: tuberkulöse Knötchen (?).	+ + +
275	—	2. V. 29 $^{1}/_{60}$ mg Schr. M. i.v.	14. VI. 29	In den Lungen zahlreiche, kleinere Knötchen. Nieren frei von Tuberkeln. Leber: o. B. Milz vergrößert und gelappt.	+ +

günstigen Beeinflussung auch der tuberkulösen Herde war insofern nichts zu sehen, als die bindegewebigen Veränderungen gegenüber der Neigung zu Zerfallserscheinungen in den Hintergrund traten.

Etwas günstiger waren schon die Ergebnisse (siehe Tabelle 20), wenn anstelle der sogenannten Frischtiere die spezifisch vorbehandelten Immunkaninchen herangezogen wurden. Es war in den beiden von uns angesetzten Versuchsserien mit $2^1/_2$ und $4^1/_2$ monatiger Bestaubung und zwischendurch vorgenommener Infektion im Durchschnitt eine $\pm/+$-Lungentuberkulose zu finden, während eine solche von $++$ bei den unbestaubten Kontrollen gefunden wurde. Allerdings ist dazu zu bemerken, daß diese günstige Beeinflussung fortzufallen scheint, wenn die Bestaubung, wie in unserer zweiten Versuchsserie zu lange Zeit fortgesetzt wird ($+$-Tuberkulosebazillen bei den Versuchs- und eine $\pm$-Tuberkulose bei den Kontrolltieren).

Schließlich ist noch zu bemerken, daß auch nach dieser Staubinhalation die tuberkulösen Prozesse sich überall an den Stellen entwickeln, wo ein Staubreaktionsgewebe an den bekannten Prädilektionsstellen entstanden und wo also durch den Staub eine mehr oder weniger ausgeprägte Lungenschädigung vorher eingetreten war. Von einer besonders in die Augen fallenden bindegewebigen Induration konnte selbst bei den Immunkaninchen im Vergleich mit den entsprechenden Kontrollen gar keine Rede sein.

Im Tierversuch hat mithin das von Kühn zur Therapie angegebene Lungenpulver nicht das ergeben, was man davon hätte erwarten müssen, zumal es bei exsudativen tuberkulösen Lungenprozessen versagt und bei Prozessen mit Neigung zur Induration bei zu langer Zeit fortgesetzter Inhalation eine günstige Beeinflussung vermissen läßt. Einen Vergleich mit der ($Ca(OH)_2$)-Pulverstaubung bezüglich einer günstigen Beeinflussung der experimentellen Lungentuberkulose hält es nicht aus.

d) Schamotte- und Quarzschamottestaub.

Gleichzeitig mit diesen letzten Versuchen liefen auch solche, die mit den zwei verschiedenen Schamottestaubarten aus den Rheinischen Schamotte- und Dinaswerken angestellt wurden. Es waren dies die beiden ersten Staubarten, die in allen diesen besprochenen Versuchen einen höheren Gehalt an freier kristallinischer SiO_2 enthielten, der 60,02 bzw. 53,58 vH betrug, mithin also zwischen dem des früher erprobten Porzellan- und Tonschiefergesteinsstaubes lag.

In der ersten Serie dauerte die Bestaubung ungefähr 5 Monate (14. I. bis V. 3. 1930). 4 Monate nach Beginn erfolgte die Infektion und zwar sowohl bei den sogenannten Frischtieren wie bei den sogenannten Immunkaninchen, bei den 1 Monat vor Bestaubungsanfang auf äerogenem Wege eine Vorimmunisierungsinfektion gemacht war (siehe Tabelle 21 und 22, Versuch Nr. I).

Überblickt man das Ergebnis dieser Versuche, so kann man bei den beiden Frischtierserien kaum einen Unterschied zwischen bestaubten Versuchs- und unbestaubten Kontrolltieren bezüglich der Ausbreitung der Infektionstuberkulose feststellen. Es wäre vielleicht darauf hinzu-

Tabelle 20. Vergleichende Versuche über den Ablauf der Lungentuberkulose bei einzeitiger und zweizeitiger Infektion nach Staubinhalation.

Nr.	Staub-inhalation	Infektion	Exitus	Pathologisch-anatomischer Befund	Tb.
				Versuch Nr. 1. Inhalation von Kühnschem Lungenpulver.	
446	2. X. bis 16. XII. 29	2. VIII. 29 $^1/_{25}$ mg Stamm 1373 i.v. 13. VIII. 29 $^1/_{25}$ mg Stamm 1373 i.v. 8. XI. 29 $^1/_{60}$ mg Schr. M. i.v.	19. XII. 29	In beiden Lungen nur ganz vereinzelte Tuberkel. Leber, Milz, Nieren: o. B. Mikroskopischer Befund: Im typisch staubveränderten Lungengewebe vereinzelte kleine Tuberkel in der Nähe der Gefäße und Bronchien.	+/++
448	2. X. bis 16. XII. 29	2. VIII. 29 $^1/_{25}$ mg Stamm 1373 i.v. 13. VIII. 29 $^1/_{25}$ mg Stamm 1373 i.v. 8. XI. 29 $^1/_{60}$ mg Schr. M. i.v.	14. XI. 29	Befund wie bei Tier Nr. 446.	+/++
450	2. X. bis 16. XII. 29	2. VIII. 29 $^1/_{25}$ mg Stamm 1373 i.v. 13. VIII. 29 $^1/_{25}$ mg Stamm 1373 i.v. 8. XI. 29 $^1/_{60}$ mg Schr. M. i.v.	19. XII. 29	In beiden Lungen nur ganz vereinzelte, stecknadelkopfgroße, grauschwarze Tuberkel. Leber, Milz, Nieren: o. B. Mikroskopischer Befund: wie bei Tier Nr. 446.	±
451	2. X. bis 16. XII. 29	2. VIII. 29 $^1/_{25}$ mg Stamm 1373 i.v. 13. VIII. 29 $^1/_{25}$ mg Stamm 1373 i.v. 8. XI. 29 $^1/_{60}$ mg Schr. M. i.v.	19. XII. 29	Lungen, Leber, Milz, Nieren: o. B. Mikroskopischer Befund: wie bei Tier Nr. 446.	±

Zugehörige Immunkontrollen siehe Tabelle 16, Versuch Nr. 2.

Tabelle 20 (Fortsetzung).

Nr.	Staub-inhalation	Infektion	Exitus	Pathologisch-anatomischer Befund	Tb.
				Frischtiere.	
370	2. X. bis 16. XII. 29	8. XI. 29 $^1/_{60}$ mg Schr. M. i.v.	19. XII. 29	Beide Lungen vollkommen durchsetzt von erbsengroßen, im Innern verkästen, z. T. konfluierenden, grauschwarzen Herden. Leber, Milz: o. B. Linke und rechte Niere: sehr zahlreiche Tuberkel. Mikroskopischer Befund: Stark ausgeprägte exsudative Tuberkulose, die über die Hälfte des Lungengewebes einnimmt. Innerhalb des tuberkulösen und des staubveränderten Gewebes findet man reichlich mit Staub beladene Staubzellen, ebenso innerhalb der Lymphknoten.	+ + + +
371	2. X. bis 16. XII. 29	8. XI. 29 $^1/_{60}$ mg Schr. M. i.v.	19. XII. 29	In beiden Lungen ziemlich zahlreiche, z. T. konfluierende, grauglasige, im Innern verkäste Tuberkel. Leber, Milz: o. B. Linke Niere: zwei Tuberkel, rechte Niere: ein Tuberkel. Mikroskopischer Befund: Veränderungen nicht ganz so stark wie bei Tier Nr. 370.	+ + +
397	2. X. bis 16. XII. 29	8. XI. 29 $^1/_{60}$ mg Schr. M. i.v.	19. XII. 29	In beiden Lungen sehr zahlreiche, bis erbsengroße, z. T. konfluierende, im Innern verkäste, grauschwarze Herde. Leber, Milz: o. B. Linke Niere: ganz vereinzelte Tuberkel, rechte Niere: ein großer und mehrere kleine Tuberkel. Mikroskopischer Befund: wie bei Tier Nr. 370.	+ + + +
400	2. X. bis 16. XII. 29	8. XI. 29 $^1/_{60}$ mg Schr. M. i.v.	19. XII. 29	In beiden Lungen sehr zahlreiche, bis erbsengroße, z. T. konfluierende, grauschwarze, im Innern verkäste Tuberkel. Leber: o. B. Milz: höckerig, Tuberkel. Linke Niere: vereinzelte Tuberkel, rechte Niere: zwei große, verkäste Tuberkel. Mikroskopischer Befund: wie bei Tier Nr. 370.	+ + + +

Tabelle 20 (Fortsetzung).

Nr.	Staub-inhalation	Infektion	Exitus	Pathologisch-anatomischer Befund	Tb.
				Frischtiere.	
483	11. XI. bis 30. XII. 29	8. XI. 29 $^1/_{60}$ mg Schr. M. i.v.	30. XII. 29	In beiden Lungen zahlreiche bis kleinerbsengroße, konfluierende, im Innern verkäste Herde. Lungen stark vergrößert. Leber: o. B. Milz, linke und rechte Niere: tuberkulös. Mikroskopischer Befund: Mäßig stark ausgebildete Tuberkulose von exsudativem Charakter im staubveränderten Lungengewebe.	+ + +
555	11. XI. bis 30. XII. 29	8. XI. 29 $^1/_{60}$ mg Schr. M. i.v.	30. XII. 29	In beiden Lungen übermäßig zahlreiche, bis linsengroße, konfluierende Tuberkel. Leber und Milz: o. B. Linke und rechte Niere: einzelne Tuberkel. Mikroskopischer Befund: Im staubveränderten Lungengewebe exsudative und indurierte tuberkulöse Veränderungen, in denen sich in und zwischen den Zellen Staubeinlagerungen befinden.	+ + + +
556	11. XI. bis 30. XII. 29	8. XI. 29 $^1/_{60}$ mg Schr. M. i.v.	30. XII. 29	In beiden Lungen nur ganz vereinzelte, stecknadelkopfgroße Tuberkel. Leber und Milz: o. B. Nieren: stark tuberkulös. Mikroskopischer Befund: Nur wenig tuberkulöse Veränderungen.	+
558	11. XI. bis 30. XII. 29	8. XI. 29 $^1/_{60}$ mg Schr. M. i.v.	30. XII. 29	In beiden Lungen nur vereinzelte, stecknadelkopfgroße grauschwarze Herde. Leber und Milz: o. B. Linke und rechte Niere: Tuberkel. Mikroskopischer Befund: wie bei Tier Nr. 556.	+
561	11. XI. bis 30. XII. 29	8. XI. 29 $^1/_{60}$ mg Schr. M. i.v.	24. XII. 29	In beiden Lungen nur ganz vereinzelte stecknadelkopfgroße Tuberkel. Leber und Milz: o. B. Nieren: stark tuberkulös. Mikroskopischer Befund: wie bei Tier Nr. 556, jedoch einige indurierte Tuberkel.	+

Tabelle 20 (Fortsetzung).

Nr.	Staub-inhalation	Infektion	Exitus	Pathologisch-anatomischer Befund	Tb.
559	11. XI. bis 30. XII. 29	8. XI. 29 $^1/_{60}$ mg Schr. M. i.v.	30. XII. 29	In beiden Lungen sehr zahlreiche, erbsengroße, konfluierende, verkäste Tuberkel. Leber: o. B. Milz: klein, knotig. Nieren: Tuberkel. Mikroskopischer Befund: wie bei Tier Nr. 483.	+ + +/ + + + +
557	11. XI. bis 30. XII. 29	8. XI. 29 $^1/_{60}$ mg Schr. M. i.v.	30. XII. 29	Lungen leicht vergrößert. In beiden Lappen zahlreiche, linsen- bis erbsengroße, konfluierende, im Innern verkäste Tuberkel. Leber: o. B. Milz, linke und rechte Niere: stark tuberkulös. Mikroskopischer Befund: Exsudative Tuberkulose mittleren Ausdehnungsgrades mit einigen Zerfallsformen und einigen abgekapselten Prozessen.	+ + +
560	11. XI. bis 30. XII. 29	8. XI. 29 $^1/_{60}$ mg Schr. M. i.v.	30. XII. 29	In beiden Lungen sehr zahlreiche, erbsengroße, konfluierende, verkäste Tuberkel. Leber: o. B. Milz, linke und rechte Niere: stark tuberkulös. Mikroskopischer Befund: wie bei Tier Nr. 557.	+ + +/ + + + +
Zugehörige Frischtierkontrollen siehe Tabelle 17, Versuch Nr. 2. Immuntiere 2. Serie.					
614	14. I. bis 24. V. 30	13. XII. 29 200 mg Stamm 1373 in 40 ccm NaCl, davon wurden 13,6 ccm in 45 Min. verstäubt. 3. I. 30 $^1/_{25}$ mg 1373 i.v. 15. IV. 30 $^1/_{55}$ mg Schr. M. i.v.	14. VI. 30	Lungen von normaler Größe, von ganz vereinzelten, stecknadelkopfgroßen, grauen Knötchen durchsetzt. Nieren frei. Sonst o. B. Mikroskopischer Befund: Ganz wenige tuberkulöse Knötchen, besonders in der Umgebung der großen Gefäße und Bronchien.	±

Tabelle 20 (Fortsetzung).

Nr.	Staubinhalation	Infektion	Exitus	Pathologisch-anatomischer Befund	Tb.
616	14. I. bis 24. V. 30	13. XII. 29 200 mg Stamm 1373 in 40 ccm NaCl, davon wurden 13,6 ccm in 45 Min. verstäubt. 3. I. 30 $^1/_{25}$ mg 1373 i.v. 15. IV. 30 $^1/_{55}$ mg Schr. M. i.v.	14. VI. 30	Lungen von normaler Größe, von schwarzen Stippchen und von runden überstecknadelkopfgroßen Tuberkeln, besonders in den Unterlappen durchsetzt. Nierentuberkel. Mikroskopischer Befund: wie bei Tier Nr. 614.	+
620	14. I. bis 24. V. 30	13. XII. 29 200 mg Stamm 1373 in 40 ccm NaCl, davon wurden 13,6 ccm in 45 Min. verstäubt. 3. I. 30 $^1/_{25}$ mg 1373 i.v. 15. IV. 30 $^1/_{55}$ mg Schr. M. i.v.	14. VI. 30	Befund etwas weniger ausgeprägt als bei Nr. 616. Mikroskopischer Befund: wie bei Tier Nr. 616.	± / +
			Immunkontrollen 2. Serie.		
621	—	13. XII. 29 200 mg Stamm 1373 in 40 ccm NaCl, davon wurden 13,6 ccm in 45 Min. verstäubt. 3. I. 30 $^1/_{25}$ mg 1373 i.v. 15. IV. 30 $^1/_{55}$ mg Schr. M. i.v.	13. VI. 30	Lungen nicht vergrößert. In der rechten Lunge zwei abgekapselte graue Herde, der eine stecknadelkopfgroß, der andere linsengroß, sonst nur ganz vereinzelte, kaum sichtbare, kleinste, graue Knötchen. Sonst o. B. Mikroskopischer Befund: Nur in der Umgebung der großen Gefäße und Bronchien kleinste, z. T. abgekapselte Tuberkel, sonst Lunge normal.	+

Tabelle 20 (Fortsetzung).

Nr.	Staub-inhalation	Infektion	Exitus	Pathologisch-anatomischer Befund	Tb.
327	—	13. XII. 29 200 mg Stamm 1373 in 40 ccm NaCl, davon wurden 13,6 ccm in 45 Min. verstäubt. 3. I. 30 $^{1}/_{25}$ mg 1373 i.v. 15. IV. 30 $^{1}/_{55}$ mg Schr. M. i.v.	13. VI. 30	In beiden Lungen nur ganz vereinzelte, stecknadelkopfgroße Herdchen. Sonst o. B. Mikroskopischer Befund: Im Unterlappen katarrhalische Pneumonie, im übrigen Gewebe vereinzelte kleine abgekapselte Tuberkel.	+/±
				Frischtiere 2. Serie.	
662	14. I. bis 24. V. 30	15. IV. 30 $^{1}/_{55}$ mg Schr. M. i.v.	14. VI. 30.	Lungen von normaler Größe, unter der Pleura kleine, gräuliche Herdchen, in beiden Unterlappen ganz vereinzelte, grauglasige Tuberkel, die links verkäst sind. Sonst o. B. Mikroskopischer Befund: In der Lungenspitze zahlreiche exsudative Tuberkel mit Zerfall.	+
663	14. I. bis 24. V. 30	15. IV. 30 $^{1}/_{55}$ mg Schr. M. i.v.	14. VI. 30	Lungen etwas vergrößert, subpleurale, graue Herde, beiderseits bis erbsengroße, grauglasige, z. T. verkäste Tuberkel, besonders in den Unterlappen. Nieren vereinzelte Tuberkel. Sonst o. B. Mikroskopischer Befund: Mäßig ausgebreitete Tuberkulose, die sich unter der Pleura und in der Umgebung der großen Gefäße lokalisiert hat. Exsudative Form.	+ +
664	14. I. bis 24. V. 30	15. IV. 30 $^{1}/_{55}$ mg Schr. M. i.v.	14. VI. 30	Lungen etwas vergrößert, beiderseits, besonders rechts von bis übererbsengroßen, in der Mitte verkästen Tuberkeln durchsetzt. Vereinzelte Nierenherde. Leber zeigt große weiße Flecken (Tuberkel, Coccidiose). Mikroskopischer Befund: Vereinzelte unter der Pleura und an den Gefäßen sitzende große exsudative Prozesse.	+ +/+ + +

Tabelle 20 (Fortsetzung).

Nr.	Staub-inhalation	Infektion	Exitus	Pathologisch-anatomischer Befund	Tb.
				Frischtierkontrollen 2. Serie.	
947	—	15. IV. 30 $^1/_{55}$ mg Schr. M. i.v.	12. VI. 30	Lungen beiderseits nicht übermäßig vergrößert, aber von zahlreichen, stecknadelkopf- bis linsengroßen, grauglasigen, käsigen Herden durchsetzt. Beide Nieren zeigen zahlreiche Tuberkelchen. Leber und Milz: o. B. Mikroskopischer Befund: Nicht ganz so stark wie bei Tier Nr. 949.	+/++
948	—	15. IV. 30 $^1/_{55}$ mg Schr. M. i.v.	12. VI. 30	Lunge ungefähr ums Doppelte vergrößert, von kirschgroßen, konfluierenden, exsudativen Herden durchsetzt. Nieren beiderseits voller Tuberkel. Leber und Milz: o.B. Mikroskopischer Befund: Die Hälfte des Lungengewebes durch exsudativ-tuberkulöse Prozesse mit Zerfall ersetzt.	+++
949	—	15. IV. 30 $^1/_{55}$ mg Schr. M. i.v.	13. VI. 30	Lungen beiderseits etwas vergrößert, von bis erbsengroßen, glasigen, in der Mitte verkästen Tuberkeln durchsetzt. In beiden Nieren zahlreiche Tuberkel, sonst o. B. Mikroskopischer Befund: Tuberkulöse Veränderungen nicht ganz so stark wie bei Tier Nr. 948.	++/+++
950	—	15. IV. 30 $^1/_{55}$ mg Schr. M. i.v.	13. VI. 30	Lungen von normaler Größe, beiderseits von einigen bis linsengroßen grauen, in der Mitte verkästen Tuberkeln durchsetzt. Nieren: vereinzelte Knötchen. Milz: o. B. Coccidiose der Leber. Mikroskopischer Befund: Nicht ganz so stark wie bei Tier Nr. 949.	+/++

Tabelle 20 (Fortsetzung).

Nr.	Staub-inhalation	Infektion	Exitus	Pathologisch-anatomischer Befund	Tb.
951	—	15. IV. 30 $^1/_{55}$ mg Schr. M. i.v.	13. VI. 30	Lungen beiderseits etwas vergrößert, von großen, konfluierenden, verkästen Tuberkeln durchsetzt. Nierentuberkel. Coccidiose der Leber. Milz: o. B. Mikroskopischer Befund: wie bei Tier Nr. 949.	+ +/+ + +
952	—	15. IV. 30 $^1/_{55}$ mg Schr. M. i.v.	13. VI. 30	Lungen beiderseits um die Hälfte vergrößert. Starke Tuberkulose. Lungen beiderseits von konfluierenden, kleineren und größeren Herden durchsetzt. Ganz ausgesprochene Nierentuberkulose. In der etwas vergrößerten Milz verdächtige Knötchen. Leber: o. B. Mikroskopischer Befund: wie bei Tier Nr. 948.	+ + +

Tabelle 21. Vergleichende Versuche über den Ablauf der Lungentuberkulose bei einzeitiger und zweizeitiger Infektion nach Staubinhalation.

Nr.	Staub-inhalation	Infektion	Exitus	Pathologisch-anatomischer Befund	Tb.
Inhalation von Schamotte-Staub I. Versuch Nr. 1.					
654	14. I. bis 3. V. 30	15. IV. 30 $^1/_{55}$ mg Schr. M. i.v.	28. V. 30	Lungen beiderseits nicht übermäßig vergrößert, rechts von zahlreichen exsudativen, bis linsengroßen Herden durchsetzt, links weniger. Übrige Organe o. B., nur in den Nieren vereinzelte Ausscheidungsherde. Mikroskopischer Befund: Mikroskopisch sehr wenig Veränderungen sichtbar. Ein großer Teil des Respirationsgewebes ist normal, ein kleinerer Teil zeigt Verdickung der Tuberkel mit Zellproliferation und Staubeinlagerungen hauptsächlich intrazellulär, wenig Exsudat. Die Lymphknötchen, die an den großen Gefäßen und Bronchien usw. liegen, sind deutlich hervortretend und enthalten Staubeinlagerungen, und an dieser Stelle haben sich einige Tuberkel entwickelt, während frei im Lungengewebe liegende Tuberkel äußerst selten sind. Fragliche Bindegewebsentwicklung in den Tuberkeln.	+ +

Tabelle 21 (Fortsetzung).

Nr.	Staub-inhalation	Infektion	Exitus	Pathologisch-anatomischer Befund	Tb.
655	14. I. bis 3. V. 30	15. IV. 30 $^1/_{55}$ mg Schr. M. i.v.	13. VI. 30	Lungen von normaler Größe, beiderseits subpleurale Staubeinlagerungen, von nicht allzu zahlreichen linsengroßen, grauen Tuberkeln durchsetzt. Nieren frei. Sonst o. B. Mikroskopischer Befund: Dieselben Veränderungen wie bei Tier Nr. 654.	+/+ +
696	7. II. bis 3. V. 30	15. IV. 30 $^1/_{55}$ mg Schr. M. i.v.	13. VI. 30	Lungen beiderseits um die Hälfte vergrößert, von grauglasigen, z. T. verkästen Tuberkeln durchsetzt. Staubeinlagerungen! Sonst o. B. Mikroskopischer Befund: Subpleural und hauptsächlich in der Gegend der großen Gefäße und Bronchien die üblichen reaktiven Staubveränderungen, die z. T. exsudativ-pneumonisch sind, eingesprengt in diese Veränderungen eine Reihe von größeren, z. T. käsig zerfallenen Tuberkeln, die aber an den Randzonen z. T. Bindegewebsbildung erkennen lassen. Staubeinlagerung wie üblich in den reaktiven Zellproliferationen, die an vereinzelten Stellen Bindegewebsbildung erkennen lassen.	+ + +/ + + + +

Zugehörige Frischtierkontrollen siehe Tabelle 20, 2. Serie.

Tabelle 21 (Fortsetzung).

Nr.	Staub-inhalation	Infektion	Exitus	Pathologisch-anatomischer Befund	Tb.
				Immuntiere.	
607	14. I. bis 3. V. 30	13. XII. 29. In 45 Min. wurden von Stamm 1373 15,6 ccm verstäubt von einer Aufschwemmung 200 mg in 40 ccm NaCl. 3. I. 30 $^1/_{25}$ mg Stamm 1373 i.v. 15. IV. 30 $^1/_{55}$ mg Schr. M. i.v.	13. VI. 30	Lungen etwas vergrößert, nur auf der rechten Seite vereinzelte etwas größere, grauglasige Herde, links kleine, stecknadelkopfgroße Herde. Sonst o. B. Mikroskopischer Befund: Verhältnismäßig wenig stärker reaktiv verändertes Staubgewebe, das hin und wieder Exsudat aber reichlich Staub enthält. Dieser selbst wird auch in fast allen Lymphknoten, die deutlich hervortreten, gefunden, außerdem finden sich in dem veränderten Lungengewebe eingesprengte Tuberkel, die vielfach von Bindegewebszellen umgeben und durchzogen sind, außerdem finden sich diese an einzelnen Stellen des nicht tuberkulös-reaktiven Gewebes.	+/+ +
609	14. I. bis 3. V. 30	13. XII. 29 In 45 Min. wurden von Stamm 1373 15,6 ccm verstäubt von einer Aufschwemmung 200 mg in 40 ccm NaCl. 3. I. 30 $^1/_{25}$ mg Stamm 1373 i.v. 15. IV. 30 $^1/_{55}$ mg Schr. M. i.v.	13. VI. 30	Lungen beiderseits etwas vergrößert, von vielen grauglasigen Tuberkeln durchsetzt, die an der Basis der Unterlappen konfluieren und exsudativ zerfallen sind. Sonst o. B. Mikroskopischer Befund: Mikroskopisch dieselben Veränderungen wie bei Nr. 607, nur etwas mehr tuberkulöse Veränderungen, die hin und wieder käsigen Zerfall erkennen lassen.	+ +

Tabelle 21 (Fortsetzung).

Nr.	Staubinhalation	Infektion	Exitus	Pathologisch-anatomischer Befund	Tb.
610	14. I. bis 3. V. 30	13. XII. 29 In 45 Min. wurden von Stamm 1373 15,6 ccm verstäubt von einer Aufschwemmung 200 mg in 40 ccm NaCl. 3. I. 30 $^{1}/_{25}$ mg Stamm 1373 i.v. 15. IV. 30 $^{1}/_{55}$ mg Schr. M. i.v.	13. VI. 30	Lungen von normaler Größe, beiderseits unter der Pleura graue Staubeinlagerungen, nicht eben zahlreiche bis linsengroße, grauglasige Tuberkel. Nieren frei. Leber, Milz: o. B. Mikroskopischer Befund: Veränderungen wie bei Nr. 607.	+
Zugehörige Immuntierkontrollen siehe Tabelle 20, II. Serie.					
Frischtiere II. Serie. Versuch Nr. 2.					
806	23. VI. bis 4. X. 30	18. IX. 30 $^{1}/_{55}$ mg Schr. M. i.v.	24. XI. 30	Befund wie bei den Kontrollen. Nierentuberkulose. Mikroskopischer Befund: Mikroskopisch zeigt sich eine mäßige reaktive Veränderung des Lungengewebes. An den veränderten Stellen Zellproliferation, z. T. mit Exsudation und reichlich Staubeinlagerung. Schwellung der Lymphknötchen an den großen Gefäßen und Bronchien. An den reaktiv veränderten Stellen vereinzelt deutliche Bindegewebsentwicklung und drüsenförmige Alveolen. Besonders beachtenswert sind in dieser Hinsicht subpleurale Herde, in denen die Bindegewebsdurchwucherung deutlich von der Pleura aus vor sich geht.	(+ + +)
807	23. VI. bis 4. X. 30	18. IX. 30 $^{1}/_{55}$ mg Schr. M. i.v.	24. XI. 30	Ganz ausgebreitete exsudative Lungen- und Nierentuberkulose. Mikroskopischer Befund: Veränderungen wie bei Nr. 806. Tuberkulose noch stärker, aber auch noch stärkere Bindegewebsentwicklung.	+ + + +

Tabelle 21 (Fortsetzung).

Nr.	Staub-inhalation	Infektion	Exitus	Pathologisch-anatomischer Befund	Tb.
808	23. VI. bis 4. X. 30	18. IX. 30 $^1/_{55}$ mg Schr. M. i.v.	24. XI. 30	Lunge ums Doppelte vergrößert, höchstens noch $^1/_3$ normales Gewebe vorhanden, das übrige von größeren, z. T. verkästen Tuberkeln durchsetzt. Geringe Nierentuberkel. Mikroskopischer Befund: Veränderungen wie bei Nr. 806.	+ + +/ + + + +
810	23. VI. bis 4. X. 30	18. IX. 30 $^1/_{55}$ mg Schr. M. i.v.	24. XI. 30	Lungen beiderseits von kleinen bis linsengroßen Tuberkeln durchsetzt. Nieren: o. B. Mikroskopischer Befund: Veränderungen wie bei Nr. 806, jedoch bedeutend weniger stark ausgeprägt, besonders die Tuberkulose. Bindegewebsbildung deutlich, an manchen Stellen sogar überraschend stark.	+ +
856	26. VII. bis 4. X. 30	18. IX. 30 $^1/_{55}$ mg Schr. M. i.v.	24. XI. 30	Lungen stark vergrößert. Beiderseits ganz starke Lungen- und Nierentuberkulose. Mikroskopischer Befund: wie bei Tier Nr. 807.	+ + + +
857	26. VII. bis 4. X. 30	18. IX. 30 $^1/_{55}$ mg Schr. M. i.v.	24. XI. 30	Lungen beiderseits etwas vergrößert, von zahlreichen größeren exsudativen Tuberkeln durchsetzt. Vereinzelte Nierenherde. Mikroskopischer Befund: wie bei Tier Nr. 806.	(+ + +)
				Frischtierkontrollen.	
876	—	18. IX. 30 $^1/_{55}$ mg Schr. M. i.v.	21. XI. 30	Beide Lungen erheblich vergrößert. Beiderseits von bis erbsengroßen, z. T. konfluierenden Tuberkeln mit käsigem Zerfall durchsetzt. In der Leber vereinzelte Coccidien. Milz frei. In beiden Nieren einige fragliche Tuberkel. Mikroskopischer Befund: Ziemlich starke exsudative Tuberkulose mit im Zentrum verkästen und zerfallenen Tuberkeln.	(+ + +)

Tabelle 21 (Fortsetzung).

Nr.	Staub-inhalation	Infektion	Exitus	Pathologisch-anatomischer Befund	Tb.
877	—	18. IX. 30 $^1/_{55}$ mg Schr. M. i.v.	24. XI. 30	Befund wie bei Tier Nr. 876, dazu noch eine ausgesprochene Nierentuberkulose mit linsengroßen Tuberkeln. Mikroskopischer Befund: wie bei Tier Nr. 876.	(+ + +)
878	—	18. IX. 30 $^1/_{55}$ mg Schr. M. i.v.	24. XI. 30	$^2/_3$ der Lunge tuberkulös verändert. Große exsudative Tuberkel, starke Nierentuberkulose. Mikroskopischer Befund: Mikroskopisch starke exsudative flächenhaft ausgebreitete Tuberkulose mit Zerfall.	(+ + + +)
879	—	18. IX. 30 $^1/_{55}$ mg Schr. M. i.v.	24. XI. 30	Befund wie bei Tier Nr. 876. Mikroskopischer Befund: wie bei Tier Nr. 876.	(+ + +)
880	—	18. IX. 30 $^1/_{55}$ mg Schr. M. i.v.	24. XI. 30	Befund wie bei Tier Nr. 876. Mikroskopischer Befund: wie bei Tier Nr. 876.	(+ + +)
881	—	18. IX. 30 $^1/_{55}$ mg Schr. M. i.v.	24. XI. 30	Befund wie bei Tier Nr. 876. Mikroskopischer Befund: wie bei Tier Nr. 876.	(+ + +)
				Immuntiere II. Serie.	
800	23. IV. bis 4. X. 30	1. V. 30 $^1/_{40}$ mg Stamm 1373 i.v. 14. V. 30 $^1/_{20}$ mg Stamm 1373 i.v. 18. IX. 30 $^1/_{55}$ mg Schr. M. i.v.	24. XI. 30	Lungen von normaler Größe. Beiderseits von großen Herden durchsetzt. Im rechten Unterlappen scheinen primäre Prozesse sich entwickelt zu haben. Nieren frei. Mikroskopischer Befund: Zellige Proliferationen an den Staubzellen, dazwischen Ausbildung großer exsudativer tuberkulöser Massen, an einigen Stellen Bindegewebsentwicklung am Rande der Tuberkel.	+ +/+ + +

Tabelle 21 (Fortsetzung).

Nr.	Staub-inhalation	Infektion	Exitus	Pathologisch-anatomischer Befund	Tb.
801	23. IV. bis 4. X. 30	1. V. 30 $^1/_{40}$ mg Stamm 1373 i.v. 14. V. 30 $^1/_{20}$ mg Stamm 1373 i.v. 18. IX. 30 $^1/_{55}$ mg Schr. M. i.v.	24. XI. 30	Lungen ums Doppelte vergrößert, von riesigen verkästen konfluierenden Tuberkeln durchsetzt. Vereinzelte Nierenherde. Mikroskopischer Befund: Mäßige Staubreaktionsveränderungen und einige bindegewebig indurierte abgekapselte Tuberkel, drüsenförmige Alveolen usw.!	+ + +/ + + + +
802	23. IV. bis 4. X. 30	1. V. 30 $^1/_{40}$ mg Stamm 1373 i.v. 14. V. 30 $^1/_{20}$ mg Stamm 1373 i.v. 18. IX. 30 $^1/_{55}$ mg Schr. M. i.v.	24. XI. 30	Lungen von normaler Größe. Im linken Unterlappen und in der rechten Lunge mehrere zahlreiche Tuberkel, die im linken Ober- und Unterlappen z. T. verkäst sind. Nieren frei. Mikroskopischer Befund: wie bei Tier Nr. 800.	+ +/+ + +
803	23. IV. bis 4. X. 30	1. V. 30 $^1/_{40}$ mg Stamm 1373 i.v. 14. V. 30 $^1/_{20}$ mg Stamm 1373 i.v. 18. IX. 30 $^1/_{55}$ mg Schr. M. i.v.	24. XI. 30	Lungen beiderseits erheblich vergrößert, von zahlreichen großen konfluierenden Herden durchsetzt. Geringe Nierentuberkel. Immunität hat nicht gehalten. Mikroskopischer Befund: Dieselben Veränderungen wie bei Nr. 800, jedoch mehr produktiv-indurative Formen.	+ + +
804	23. IV. bis 4. X. 30	1. V. 30 $^1/_{40}$ mg Stamm 1373 i.v. 14. V. 30 $^1/_{20}$ mg Stamm 1373 i.v. 18. IX. 30 $^1/_{55}$ mg Schr. M. i.v.	24. XI. 30	Befund wie bei Tier Nr. 803. Mikroskopischer Befund: wie bei Tier Nr. 803.	+ + +

Tabelle 21 (Fortsetzung).

Nr.	Staub-inhalation	Infektion	Exitus	Pathologisch-anatomischer Befund	Tb.
805	23. IV. bis 4. X. 30	1. V. 30 $^1/_{40}$ mg Stamm 1373 i.v. 14. V. 30 $^1/_{20}$ mg Stamm 1373 i.v. 18. IX. 30 $^1/_{55}$ mg Schr. M. i.v.	24. XI. 30	Lungen von normaler Größe, nur in beiden Unterlappen vereinzelte größere abgekapselte Tuberkel. Nieren frei. Mikroskopischer Befund: Ziemlich wenig reaktiv verändertes Staublungengewebe. Lymphknoten an Gefäßen und Bronchien usw. treten deutlich hervor und lassen Staub und Staubeinlagerungen deutlich erkennen; an einzelnen Stellen von ihnen haben sich tuberkulöse Prozesse entwickelt, die außerdem noch frei im Lungengewebe liegen und subpleural. Exsudativer Charakter fehlt, dagegen überall deutliche Bindegewebsentwicklung, ebenso Bindegewebsentwicklung in den Gewebsveränderungen ohne Tuberkel.	+
			Immuntierkontrollen.		
836	—	1. V. 30 $^1/_{40}$ mg Stamm 1373 i.v. 14. V. 30 $^1/_{20}$ mg Stamm 1373 i.v. 18. IX. 30 $^1/_{55}$ mg Schr. M. i.v.	24. XI. 30	Lungen etwas vergrößert, beiderseits von größeren und kleineren Tuberkeln durchsetzt. Mehrere subkapsuläre Nierentuberkel. Mikroskopischer Befund: Ziemlich ausgeprägte indurative Tuberkulose, an einzelnen Stellen allerdings noch exsudative Formen.	+ +
837	—	1. V. 30 $^1/_{40}$ mg Stamm 1373 i.v. 14. V. 30 $^1/_{20}$ mg Stamm 1373 i.v. 18. IX. 30 $^1/_{55}$ mg Schr. M. i.v.	24. XI. 30	Lungen kaum vergrößert, beiderseits von größeren und kleineren Tuberkeln durchsetzt; daneben aller kleinste glasige Tuberkel. Mikroskopischer Befund: Das mikroskopische Lungenbild zeigt auf dem Längsschnitt einige kleinere abgekapselte Tuberkel.	+

Tabelle 21 (Fortsetzung).

Nr.	Staub-inhalation	Infektion	Exitus	Pathologisch-anatomischer Befund	Tb.
838	—	1. V. 30 $^1/_{40}$ mg Stamm 1373 i.v. 14. V. 30 $^1/_{20}$ mg Stamm 1373 i.v. 18. IX. 30 $^1/_{55}$ mg Schr. M. i.v.	24. XI. 30	Lungen fast ums Doppelte vergrößert, von zahlreichen konfluierenden Herden durchsetzt. Immunität hat nicht gehalten. Beide Nieren übersät von großen Tuberkeln. Mikroskopischer Befund: wie bei Nr. 836.	+ + +/ + + + +
839	—	1. V. 30 $^1/_{40}$ mg Stamm 1373 i.v. 14. V. 30 $^1/_{20}$ mg Stamm 1373 i.v. 18. IX. 30 $^1/_{55}$ mg Schr. M. i.v.	24. XI. 30	Lungen von normaler Größe, von wenigen zirkumskripten Herden durchsetzt, besonders in beiden Oberlappen. Nieren und andere Organe o. B. Mikroskopischer Befund: wie bei Nr. 837.	+/±
840	—	1. V. 30 $^1/_{40}$ mg Stamm 1373 i.v. 14. V. 30 $^1/_{20}$ mg Stamm 1373 i.v. 18. IX. 30 $^1/_{55}$ mg Schr. M. i.v.	24. XI. 30	Lungen etwas vergrößert. Die linke Seite von kleineren zirkumskripten Herden durchsetzt, während rechts einige größere konfluierende Herde, die nach primärer Tuberkulose aussehen, vorhanden sind. Mikroskopischer Befund: wie bei Tier Nr. 836.	+ +

Tabelle 22. Vergleichende Versuche über den Ablauf der Lungentuberkulose bei einzeitiger und zweizeitiger Infektion nach Staubinhalation.

Nr.	Staub-inhalation	Infektion	Exitus	Pathologisch-anatomischer Befund	Tb.
				Inhalation von Schamotte-Staub II. Versuch Nr. 1.	
658	14. I. bis 3. V. 30	15. IV. 30 $^1/_{55}$ mg Schr. M. i.v.	14. VI. 30	Lungen vergrößert, beiderseits von subpleuralen, grauen Knötchen und Tuberkeln, die zum Teil Linsengröße erreichen, durchsetzt. In beiden Nieren Tuberkel. Sonst o. B. Mikroskopischer Befund: Ein kleiner Teil der Lunge zeigt Staubreaktionsveränderungen mit Einlagerung indurierter Tuberkel. Zum Teil sind aber auch exsudative Zerfallsprozesse in den Tuberkeln sichtbar. Der Staub liegt meist intrazellulär im veränderten Gewebe aber auch in den so gut wie unveränderten Lungenpartien läßt sich Staub in den Zellen der Alveolarsepten feststellen.	+ +
659	14. I. bis 3. V. 30	15. IV. 30 $^1/_{55}$ mg Schr. M. i.v.	14. VI. 30	Lungen von normaler Größe, beiderseits subpleurale Staubherdchen und mäßig durchsetzt von bis überlinsengroßen verkästen Tuberkeln. In Nieren graue Tuberkel. Sonst o. B. Mikroskopischer Befund: Dieselben Veränderungen wie bei Nr. 658.	+ +/+ + +
697	12. II. bis 3. V. 30	15. IV. 30 $^1/_{55}$ mg Schr. M. i.v.	21. V. 30	Lungen ungefähr ums Doppelte vergrößert, beiderseits von hirsekorn- bis erbsengroßen, zum Teil verkästen tuberkulösen Herden durchsetzt. Linker Ober- und Unterlappen stark infiltriert, scheinbar pneumonisch verändert. Übrige Organe: o. B. Mikroskopischer Befund: Käsige Pneumonie.	+ +/+ + +

Zugehörige Frischtierkontrollen siehe Tabelle 20, II. Serie.

Tabelle 22 (Fortsetzung).

Nr.	Staub-inhalation	Infektion	Exitus	Pathologisch-anatomischer Befund	Tb.
				Immuntiere.	
611	14. I. bis 3. V. 30	13. XII. 29 In 45 Min. wurden von Stamm 1373 15,6 ccm verstäubt von einer Aufschwemmung 200 mg in 40 ccm NaCl. 3. I. 30 $^1/_{25}$ mg Stamm 1373 i.v. 15. IV. 30 $^1/_{55}$ mg Schr. M. i.v.	14. VI. 30	Lungen von normaler Größe, von kleinen grauen Stippchen durchsetzt, dazwischen einige grauglasige bis hirsekorngroße Tuberkel. In Nieren vereinzelte Tuberkelknötchen. Sonst o. B. Mikroskopischer Befund: Wenig Staub und wenig tuberkulöse Veränderungen, die ausgesprochen indurierenden Charakter haben. Der Staub liegt intrazellulär.	+
612	14. I. bis 3. V. 30	13. XII. 29 In 45 Min. wurden von Stamm 1373 15,6 cm verstäubt von einer Aufschwemmung 200 mg in 40 ccm NaCl. 3. I. 30 $^1/_{25}$ mg Stamm 1373 i.v. 15. IV. 30 $^1/_{55}$ mg Schr. M. i.v.	14. VI. 30	Lungen von normaler Größe, unter der Pleura Staubeinlagerungen. Lunge zeigt vereinzelte graue Tuberkel, die im rechten Unterlappen bis linsengroß und etwas verkäst sind. Sonst o. B. Mikroskopischer Befund: Wenig Staubreaktionsgewebe. Der Staub liegt intrazellulär, viel Staub in den Lymphknoten. Vereinzelte indurierte Tuberkeln.	±/+

Tabelle 22 (Fortsetzung).

Nr.	Staub-inhalation	Infektion	Exitus	Pathologisch-anatomischer Befund	Tb.
613	14. I. bis 3. V. 30	13. XII. 29 In 45 Min. wurden von Stamm 1373 15,6 ccm verstäubt von einer Aufschwemmung 200 mg in 40 ccm NaCl. 3. I. 30 $^1/_{25}$ mg Stamm 1373 i.v. 15. IV. 30 $^1/_{55}$ mg Schr. M. i.v.	14. VI. 30	Lungen ums Doppelte vergrößert, zahlreiche subpleurale Staubherde und viele kleinste Tuberkel, die zum Teil konfluieren besonders in den Unterlappen, wo ganze Teile gelblich verfärbt sind. Sonst o. B. Mikroskopischer Befund: Mikroskopisch große tuberkulöse Veränderungen, zum Teil exsudativer Natur, zum Teil stark indurierte Prozesse mit drüsenförmigen Alveolen und starker bindegewebiger Induration. In dem übrigen Alveolargewebe zellige Proliferation, Exsudat, Staubzelleneinlagerung und hin und wieder spindelförmige Bindegewebszellen.	+ + +/ + + + +
Zugehörige Immuntierkontrollen siehe Tabelle 20, II. Serie.					
Frischtiere II. Serie. Versuch Nr. 2.					
818	23. VI. bis 4. X. 30	18. IX. 30 $^1/_{55}$ mg Schr. M. i.v.	24. XI. 30	Lunge beiderseits erheblich vergrößert, besonders rechts von großen exsudativen Tuberkeln durchsetzt. Etwa ein Viertel des Gewebes normal. Geringe Nierentuberkulose. Mikroskopischer Befund: Lungengewebe zum größten Teil normal, eingesprengt an einigen Stellen Reaktionsgewebe in der üblichen Form. Zellproliferation, hin und wieder Exsudat, Staubzellen, Epitheldesquamation, Gefäßobliteration, vereinzelte spindelförmige Bindegewebszellen, daneben vereinzelte größere tuberkulöse Prozesse, die zum Zerfall neigen.	+ + +
819	23. VI. bis 4. X. 30	18. IX. 30 $^1/_{55}$ mg Schr. M. i.v.	24. XI. 30	Lunge ums Doppelte vergrößert, kaum noch normales Gewebe, alles tuberkulös verändert. Nierentuberkel. Mikroskopischer Befund: Der größte Teil der Lunge tuberkulös verändert.	+ + + +

Tabelle 22 (Fortsetzung).

Nr.	Staub-inhalation	Infektion	Exitus	Pathologisch-anatomischer Befund	Tb.
820	23. VI. bis 4. X. 30	18. IX. 30 $^1/_{55}$ mg Schr. M. i.v.	24. XI. 30	Lungen ums Doppelte vergrößert. Beiderseits von zahlreichen, exsudativen Prozessen durchsetzt. Milz etwas vergrößert, ohne Tuberkel. In beiden Nieren zahlreiche Tuberkel. Mikroskopischer Befund: wie bei Tier Nr. 823.	+ + +/ + + + +
822	23. VI. bis 4. X. 30	18. IX. 30 $^1/_{55}$ mg Schr. M. i.v.	24. XI. 30	Lunge etwas vergrößert, ziemlich viel gut erhaltenes Gewebe. In den Unterlappen größere im Zentrum verkäste Tuberkel. Nieren: frei. Mikroskopischer Befund: wie bei Tier Nr. 818.	+ + +
823	23. VI. bis 4. X. 30	18. IX. 30 $^1/_{55}$ mg Schr. M. i.v.	24. XI. 30	Lunge ganz erheblich vergrößert, höchstens $^1/_4$ normales Gewebe vorhanden, dazwischen große konfluierende verkäste Massen. Beiderseits Nierentuberkel. Mikroskopischer Befund: wie bei Nr. 819, in beiden Präparaten Bindegewebsentwicklung in den Tuberkeln.	+ + +/ + + + +
Zugehörige Frischtierkontrollen siehe Tabelle 21 Versuch Nr. 2					
Immuntiere II. Serie.					
812	23. VI. bis 4. X. 30	1. V. 30 $^1/_{40}$ mg Stamm 1373 i.v. 14. V. 30 $^1/_{20}$ mg Stamm 1373 i.v. 18. IX. 30 $^1/_{55}$ mg Schr. M. i.v.	24. XI. 30	Ganz vereinzelte Lungentuberkel, rechts unten drei größere. Nieren frei. Mikroskopischer Befund: Ziemlich erhebliche Staubreaktionsveränderungen mit Exsudatbildung daneben viel abgekapselte Tuberkel mit deutlicher Bindegewebsentwicklung.	+

Tabelle 22 (Fortsetzung).

Nr.	Staub-inhalation	Infektion	Exitus	Pathologisch-anatomischer Befund	Tb.
813	23. VI. bis 4. X. 30	1. V. 30 $^1/_{40}$ mg Stamm 1373 i.v. 14. V. 30 $^1/_{20}$ mg Stamm 1373 i.v. 18. IX. 30 $^1/_{55}$ mg Schr. M. i.v.	24. XI. 30	Lungen kaum vergrößert. In beiden Unterlappen bis linsenkorngroße vereinzelte Tuberkel, kein Zerfall. Nieren frei. Mikroskopischer Befund: wie bei Tier Nr. 812.	+
814	23. VI. bis 4. X. 30	1. V. 30 $^1/_{40}$ mg Stamm 1373 i.v. 14. V. 30 $^1/_{20}$ mg Stamm 1373 i.v. 18. IX. 30 $^1/_{55}$ mg Schr. M. i.v.	24. XI. 30	Lungen etwas vergrößert, beiderseits von zahlreichen Tuberkeln durchsetzt, die rechts größer sind und den ganzen Unterlappen durchsetzen. Nieren frei. Mikroskopischer Befund: Lungengewebe nicht übermäßig verändert, die Lymphknoten treten deutlich hervor, zeigen häufig tuberkulöse Veränderungen meist indurativer Natur mit deutlicher Bindegewebsentwicklung.	+ +
816	23. VI. bis 4. X. 30	1. V. 30 $^1/_{40}$ mg Stamm 1373 i.v. 14. V. 30 $^1/_{20}$ mg Stamm 1373 i.v. 18. IX. 30 $^1/_{55}$ mg Schr. M. i.v.	24. XI. 30	Schwache Lungentuberkulose beiderseits. Nieren frei. Mikroskopischer Befund: wie bei Tier Nr. 812.	+

Zugehörige Immuntierkontrollen siehe Tabelle 21 Versuch Nr. 2.

weisen, daß bei den 3 Versuchstieren Nr. 696 (Schamotte I), 658 und 659 (Schamotte II) eine nicht unerhebliche Vermehrung der Bindegewebselemente zu beobachten war. — Bei den Immuntieren derselben Serie war im allgemeinen auch nur eine geringe Beeinträchtigung der Staubtiere bezüglich dieser etwas ausgebreiteteren Form der Lungentuberkulose im Vergleich mit der der Kontrollen festzustellen mit Ausnahme des Schamotte-II-Staubtieres Nr. 613, das erhebliche tuberkulöse Veränderungen zum Teil exsudativer Natur, zum Teil starke indurierte Prozesse mit drüsenförmigen Alveolen und stärkerer bindegewebiger Induration aufzuweisen hatten, wie wir sie auch schon früher nach Porzellanstaubinhalation beobachtet und in der Abb. 91 auf S. 233 bei Jötten u. Arnoldi wiedergegeben haben. Auch hier sieht man zahlreiche Staubansammlungen inmitten von bindegewebigen Massen, die Fibroblasten und Bindegewebsfasern zeigen. Vielleicht die erste Andeutung einer experimentellen Tuberkulopneumonokoniose (im Beginn). Bei diesem Tier hatte also die Vorimmunisierung nicht ganz ausgereicht, die Bestaubung hat hier fraglos die Ausbreitung der experimentellen Lungentuberkulose gefördert, aber lange nicht in dem Maße, wie wir das früher in viel ausgesprochener Weise bei dem Porzellan- und dem Tonschiefergesteinstaub und zwar bei fast allen vorimmunisierten Kaninchen beobachten konnten. Außerdem zeigten die übrigen Versuchsimmuntiere (Nr. 607, 609, 610, 611 und 612) nur schwache Lungentuberkulose mit ausgesprochen indurierender Tendenz. Leider waren nur zwei Kontrollen zu diesen Immuntierversuchen angesetzt, was insofern ein Fehler ist, als ganz erhebliche Schwankungen auch bei den unbestaubten Immunkontrolltiertuberkulosen vorkommen können, worauf Jötten u. Pfannenstiel neuerdings hingewiesen haben, und was auch wir in der zweiten Schamottestaubserie wiederum bestätigt fanden (siehe Kaninchen Nr. 836, 837, 838, 839 und 840).

In dieser zweiten Versuchsserie war eine Bestaubungszeit von $3^1/_2$ Monaten (23. VI.—4. X. 1930) mit zwischengeschalteter Infektion etwa 3 Wochen (18. IX. 1930) vor Aussetzen der Staubinhalation. Auch diese Versuche wurden wieder mit sogenannten Frisch- wie Immunkaninchen angestellt. Entsprechend unseren Resultaten in der ersten Versuchsreihe ließen auch diese Tiere hin und wieder eine etwas stärkere Lungentuberkulose erkennen als die Kontrollen; dabei zeigten die Frischtiere weniger Unterschiede als die sogenannten Immunversuchstiere, die allerdings auch keine ausgebreiteteren tuberkulösen Lungenprozesse hatten als das am stärksten erkrankte Kontrolltier Nr. 838 (Tabelle 21, Versuch Nr. II). Außerdem waren bei den spezifisch vorbehandelten Kaninchen Nr. 800, 801 und 802 dieselben Bindegewebsveränderungen zu beobachten wie bei dem Tier Nr. 613 aus Versuch I und ebenso auch bei den nicht spezifisch vorbehandelten Nr. 806, 807 und 808 der Schamottestaub-I-Reihe. Derartige Prozesse wurden bei den unbestaubten Kontrollen und den reinen Staubtieren niemals gefunden, so daß wohl im Sinne von Ickert, von Claisse u. Josué an ein Zusammenwirken von Staub und Tuberkelbazillen gedacht werden muß.

Aber auch in dieser zweiten Versuchsserie waren die Veränderungen bei den tuberkulösen Staubtieren lange nicht so erheblich wie bei den Versuchstieren, die wir in unseren früheren Experimenten (Jötten u. Arnoldi bzw. Kortmann) nach Porzellan- oder Tonschiefergesteinsstaubinhalation gesehen hatten, vielleicht etwas mehr als nach Kalkstein- und Zementstaub. Diese Schamottestaube würden also in unserer Gefährlichkeitsskala (bezüglich Lungentuberkuloseförderung) zwischen diese beiden Gruppen einzustufen sein entsprechend den Mitteilungen von Koelsch, der ja auch den Schamottestaub bezüglich seiner Lungengefährlichkeit zwischen Porzellan und Zement einreiht.

Dasselbe gilt auch, was uns zunächst gar nicht in den Sinn wollte, vom Quarzschamottestaub mit einem noch höheren Gehalt an freier kristallinischer SiO_2, der bei der Mehlemer Staubprobe 74,5 vH bei einem Gesamtkieselsäuregehalt von 76,9 vH betrug mit einer Beimischung von 19,1 vH Al_2O_3.

Sogleich die erste Versuchsserie, die gleichzeitig mit der letzten Schamottereihe lief, brachte dieses überraschende Ergebnis. Sowohl bei allen Frisch- wie bei den sogenannten Immuntieren hatte die 3 Monate dauernde Bestaubung keine erheblichere Beförderung der experimentellen Lungentuberkulose im Vergleich mit der bei den unbestaubten Kontrollen aufgetretenen hervorgerufen. In sämtlichen spezifisch vorbehandelten und auch in der überwiegenden Mehrzahl der Frischtier-(Nr. 415, 417, 418 und 484) -Kaninchenlungen war eine deutliche Tendenz zur bindegewebigen Induration vorhanden, während diese bei den Unbestaubten (Kontrollen) so gut wie gar nicht oder nur in geringem Ausmaße zur Beobachtung gelangte.

Eine Bestätigung lieferten dann noch die in Tabelle 23, Versuch Nr. II zusammengetragene Frischtier-Versuchsreihe und der Versuch Nr. III mit spezifisch vorbehandelten Staubkaninchen. Besonders hinzuweisen ist auf eine nicht unerhebliche Bindegewebsentwicklung bei fast allen bestaubten Kaninchen trotz der kürzeren Staubversuchszeit von höchstens $3^1/_2$ Monaten.

Und schließlich brachte dann die Bestaubung mit dem Berliner Quarzschamotte mit einem noch höheren SiO_2-Gehalt von 77,3 vH und 77,68 vH Gesamtkieselsäure und 20 vH Al_2O_3 fast das gleiche Versuchsergebnis, das allerdings bisher nur in einer einzigen Versuchsreihe mit 6 Staub- und 4 Kontrollkaninchen erzielt werden konnte (siehe Tabelle 24). Aber auch hier wieder nach fast 4monatiger Bestaubung die Tendenz zu bindegewebiger Induration bei den bestaubten Kaninchen, während diese bei den Kontrollen nur wenig vorhanden ist und den exsudativen Tuberkuloseveränderungen gegenüber ganz in den Hintergrund tritt.

Somit hat der Quarzschamotte dasselbe Versuchsergebnis gebracht wie der Schamottestaub mit einem um 15 vH geringeren Gehalt an freier kristallinischer SiO_2. Bezüglich der Lungentuberkulosebeförderung stehen diese beiden Staubarten hinter dem Porzellan- und Tonschiefergesteinstaub mit einem fast gleichen oder gar niedrigerem Gehalt an freier kristallinischer Kieselsäure.

Das widerspricht unseren Erfahrungen, die wir bisher im Tierexperi-

Tabelle 23. Vergleichende Versuche über den Ablauf der Lungentuberkulose bei einzeitiger und zweizeitiger Infektion nach Staubinhalation.

Nr.	Staub-inhalation	Infektion	Exitus	Pathologisch-anatomischer Befund	Tb.
				Inhalation von Quarz-Schamotte-Staub-Mehlem. Versuch Nr. 1.	
411	1. VIII. bis 23. XI. 29	8. XI. 29 $^1/_{60}$ mg Schr. M. i.v.	19. XII. 29	In beiden Lungen besonders im Unterlappen, zahlreiche grauglasige im Innern verkäste Tuberkel. Leber und Milz: o. B. Linke Niere: o. B., rechte Niere ein kleiner Tuberkel. Mikroskopischer Befund: wie bei Tier Nr. 484.	+ + +
412	1. VIII. bis 23. XI. 29	8. XI. 29 $^1/_{60}$ mg Schr. M. i.v.	19. XII. 29	In beiden Lungen ziemlich zahlreiche zum Teil stecknadelkopf- und linsengroße Tuberkel, im Innern verkäst. Leber und Milz: o. B. Linke Niere: o. B., rechte Niere: einige stecknadelkopfgroße Tuberkel. Mikroskopischer Befund: wie bei Tier Nr. 484.	+ + +
415	1. VIII. bis 23. XI. 29	8. XI. 29 $^1/_{60}$ mg Schr. M. i.v.	19. XII. 29	In beiden Lungen nicht sehr zahlreiche stecknadelkopfgroße, grauglasige zum Teil konfluierende, im Innern verkäste Tuberkel. Leber und Milz: o. B. Rechte Niere: o. B., linke Niere: mehrere kleine Tuberkel. Mikroskopischer Befund: Staubreaktionserscheinungen nicht sehr stark ausgeprägt, ebenso nur vereinzelte Tuberkel vorhanden, die hauptsächlich indurativen Charakters sind. Starke Schwellung der Lymphknoten an den großen Gefäßen und Bronchien. Die Staubeinlagerung intrazellulär wie üblich.	+/+ +
416	1. VIII. bis 23. XI. 29	8. XI. 29 $^1/_{60}$ mg Schr. M. i.v.	19. XII. 29	In beiden Lungen zahlreiche, stecknadelkopfgroße zum Teil konfluierende, im Innern verkäste Tuberkel. Leber und Milz: o. B. Linke Niere: o.B., rechte Niere: ein stecknadelkopfgroßer Tuberkel. Mikroskopischer Befund: Tuberkulosebefund etwas stärker als bei Tier Nr. 415.	+ +/+ + +

Tabelle 23 (Fortsetzung).

Nr.	Staub-inhalation	Infektion	Exitus	Pathologisch-anatomischer Befund	Tb.
417	1. VIII. bis 23. XI. 29	8. XI. 29 $^1/_{60}$ mg Schr. M. i.v.	19. XII. 29	In beiden Lungen bis linsengroße, grauglasige zum Teil konfluierende, im Innern verkäste Tuberkel. Linke Lunge mit der Brustwand fest verwachsen. Übrige Organe: o. B. Mikroskopischer Befund: Veränderungen wie bei Nr. 415, jedoch die tuberkulösen Veränderungen ganz erheblich ausgeprägter, an einigen Stellen innerhalb des tuberkulösen Gewebes außerordentlich starke Bindegewebsbildung. An einzelnen Stellen typische Pneumonokoniose mit Tuberkulose.	+ + +
418	1. VIII. bis 23. XI. 29	8. XI. 29 $^1/_{60}$ mg Schr. M. i.v.	19. XII. 29	Lunge stark vergrößert, mit nicht sehr zahlreichen zum Teil konfluierenden stecknadelkopfgroßen Tuberkeln. Leber: o. B. Milz: ein grauglasiger Herd. Linke Niere: ein gut stecknadelkopfgroßer im Innern verkäster Tuberkel. Rechte Niere: ein ganz kleiner Herd. Mikroskopischer Befund: wie bei Tier Nr. 417.	+ + +
484	1. VIII. bis 23. XI. 29	8. XI. 29 $^1/_{60}$ mg Schr. M. i.v.	19. XII. 29	Lungen stark vergrößert, in beiden Lungen ziemlich zahlreiche, stecknadelkopfgroße, grauglasige, konfluierende zum Teil verkäste Tuberkel. Leber und Milz: o. B. Linke Niereund rechte Niere: mehrere ziemlich große, im Innern verkäste Tuberkel. Mikroskopischer Befund: Veränderungen wie bei Tier Nr. 415, jedoch mehr exsudative Reaktionserscheinungen zwischen den Zellproliferationen.	+ + +
				Frischtierkontrollen.	
426	—	8. XI. 29 $^1/_{60}$ mg Schr. M. i.v.	19. XII. 29	In beiden Lungen nicht sehr zahlreiche kleinerbsengroße Tuberkel. Leber, Milz, Nieren: o. B. Mikroskopischer Befund: Über den ganzen Schnitt verteilt exsudative, tuberkulöse Veränderungen, die zum Teil käsigen Zufall erkennen lassen, daneben ist aber noch $^4/_5$ des Lungengewebes intakt.	+ +

Tabelle 23 (Fortsetzung).

Nr.	Staub-inhalation	Infektion	Exitus	Pathologisch-anatomischer Befund	Tb.
427	—	8. XI. 29 $^1/_{60}$ mg Schr. M. i.v.	19. XII. 29	In beiden Lungen nicht sehr zahlreiche bis linsengroße, im Innern zum Teil verkäste Tuberkel. Leber und Milz: o. B. Linke und rechte Niere einige kleine Tuberkel. Mikroskopischer Befund: Auf dem Schnitt sind mehr und größere exsudative Zerfallsprozesse erkennbar als bei Tier Nr. 426.	+ + +
428	—	8. XI. 29 $^1/_{60}$ mg Schr. M. i.v.	19. XII. 29	In beiden Lungen zahlreiche bis kleinerbsengroße im Innern zum Teil verkäste Tuberkel. Leber und Milz: o. B. Rechte Niere: o. B., linke Niere: ein kleiner Herd. Mikroskopischer Befund: wie bei Tier Nr. 427.	+ + +
429	—	8. XI. 29 $^1/_{50}$ mg Schr. M. i.v.	19. XII. 29	In beiden Lungen ziemlich zahlreiche, bis linsengroße, im Innern zum Teil verkäste Tuberkel. Leber und Milz: o. B. Rechte Niere: o. B., linke Niere: zahlreiche verkäste Tuberkel. Mikroskopischer Befund: Geringe Veränderungen wie bei Tier Nr. 426.	+ +
469	—	8. XI. 29 $^1/_{60}$ mg Schr. M. i.v.	19. XII. 29	In beiden Lungen ziemlich zahlreiche bis erbsengroße, zum Teil konfluierende Tuberkel. Leber, Milz und Nieren: o. B. Mikroskopischer Befund: Etwas mehr als bei den Tieren Nr. 426 und 429.	+ +/+ + +

Tabelle 23 (Fortsetzung).

Nr.	Staub-inhalation	Infektion	Exitus	Pathologisch-anatomischer Befund	Tb.
				Immuntiere.	
336	1. VIII. bis 23. XI. 29	1. VI. 29 $^1/_{25}$ mg Stamm 1373 i.v. 15. VI. 29 $^1/_{25}$ mg Stamm 1373 i.v. 8. XI. 29 $^1/_{60}$ mg Schr. M. i.v.	19. XII. 29	In beiden Lungen zahlreiche, linsengroße, zum Teil im Innern verkäste Tuberkel. Leber und Milz: o. B. Linke Niere: o. B., rechte Niere: ein ganz kleiner Tuberkel. Mikroskopischer Befund: Reaktionserscheinungen wie üblich, jedoch nicht stark ausgeprägt, einige größere, daneben in größerer Anzahl kleinere Tuberkel, die von Bindegewebe teils umgeben, teils durchzogen sind.	+/++
340	1. VIII. bis 23. XI. 29	1. VI. 29 $^1/_{25}$ mg Stamm 1373 i.v. 15. VI. 29 $^1/_{25}$ mg Stamm 1373 i.v. 8. XI. 29 $^1/_{60}$ mg Schr. M. i.v.	19. XII. 29	In beiden Lungen nicht sehr zahlreiche, linsengroße, im Innern zum Teil verkäste Tuberkel. Leber und Milz: o. B. Linke Niere ein stecknadelkopfgroßer Tuberkel, rechte Niere: o. B. Mikroskopischer Befund: etwas mehr als bei Tier Nr. 336.	++
344	1. VIII. bis 23. XI. 29	1. VI. 29 $^1/_{25}$ mg Stamm 1373 i.v. 15. VI. 29 $^1/_{25}$ mg Stamm 1373 i.v. 8. XI. 29 $^1/_{60}$ mg Schr. M. i.v.	19. XII. 29	Lunge stark vergrößert mit zahlreichen bis kleinerbsengroßen im Innern zum Teil verkästen Tuberkeln. Leber: o. B. Milz: zahlreiche Knötchen, ein grauglasiger Tuberkel? Nieren: mehrere Tuberkel. Mikroskopischer Befund: wie bei Tier Nr. 336 nur etwas mehr kleine abgekapselte, tuberkulöse Prozesse.	+++
491	1. VIII. bis 23. XI. 29	1. VI. 29 $^1/_{25}$ mg Stamm 1373 i.v. 15. VI. 29 $^1/_{25}$ mg Stamm 1373 i.v. 8. XI. 29 $^1/_{60}$ mg Schr. M. i.v.	19. XII. 30	In beiden Lungen nur vereinzelte stecknadelkopfgroße Tuberkel. Übrige Organe: o. B. Mikroskopischer Befund: wie bei Tier Nr. 336.	+/++

Tabelle 23 (Fortsetzung).

Nr.	Staub-inhalation	Infektion	Exitus	Pathologisch-anatomischer Befund	Tb.
358	1. VIII. bis 23. XI. 29	1. VI. 29 $^1/_{25}$ mg Stamm 1373 i.v. 15. VI. 29 $^1/_{25}$ mg Stamm 1373 i.v. 8. XI. 29 $^1/_{60}$ mg Schr. M. i.v.	19. XII. 30	In beiden Lungen ziemlich zahlreiche bis linsengroße, im Innern zum Teil verkäste Tuberkel. Leber und Milz: o. B. In beiden Nieren vereinzelte Tuberkel. Mikroskopischer Befund: wie bei Tier Nr. 344.	+ + +
				Immuntierkontrollen.	
351	—	1. VI. 29 $^1/_{25}$ mg Stamm 1373 i.v. 15. VI. 29 $^1/_{25}$ mg Stamm 1373 i.v. 8. XI. 29 $^1/_{60}$ mg Schr. M. i.v.	19. XII. 30	In beiden Lungen nur sehr wenige grauglasige Tuberkel. Leber, Milz, rechte Niere: o. B., linke Niere: ein Tuberkel. Mikroskopischer Befund: Geringe tuberkulöse Veränderungen, auf dem Lungenschnitt sind nur wenige knötchenförmige Tuberkel sichtbar, die kaum Zerfallserscheinungen dafür aber Bindegewebsbildung erkennen lassen.	+
352	—	1. VI. 29 $^1/_{25}$ mg Stamm 1373 i.v. 15. VI. 29 $^1/_{25}$ mg Stamm 1373 i.v. 8. XI. 29 $^1/_{60}$ mg Schr. M. i.v.	19. XII. 30	In beiden Lungen ziemlich zahlreiche, bis linsengroße, im Innern zum Teil verkäste Tuberkel. Leber, Milz, Nieren: o. B. Mikroskopischer Befund: Etwas mehr tuberkulöse Prozesse als bei Tier Nr. 351.	+ +
353	—	1. VI. 29 $^1/_{25}$ mg Stamm 1373 i.v. 15. VI. 29 $^1/_{25}$ mg Stamm 1373 i.v. 8. XI. 29 $^1/_{60}$ mg Schr. M. i.v.	19. XII. 30	In beiden Lungen zahlreiche bis erbsengroße, im Innern verkäste Tuberkel. Leber, Milz, linke Niere: o. B., rechte Niere: ein Tuberkel. Mikroskopischer Befund: Die tuberkulösen Prozesse zeigen auf dem Schnitt eine größere Ausdehnung als bei anderen Tieren (351—352) und zeigen hin und wieder Zerfallserscheinungen.	+ +

Tabelle 23 (Fortsetzung).

Nr.	Staub-inhalation	Infektion	Exitus	Pathologisch-anatomischer Befund	Tb.
355	—	1. VI. 29 $^1/_{25}$ mg Stamm 1373 i.v. 15. VI. 29 $^1/_{25}$ mg Stamm 1373 i.v. 8. XI. 29 $^1/_{60}$ mg Schr. M. i.v.	19. XII. 30	In beiden Lungen ziemlich zahlreiche, bis linsengroße, im Innern verkäste Tuberkel. Leber, Milz, rechte Niere: o. B., linke Niere: ein Tuberkel. Mikroskopischer Befund: wie bei Tier Nr. 352.	+ +/+ + +
363	—	1. VI. 29 $^1/_{25}$ mg Stamm 1373 i.v. 15. VI. 29 $^1/_{25}$ mg Stamm 1373 i.v. 8. XI. 29 $^1/_{60}$ mg Schr. M. i.v.	19. XII. 30	In beiden Lungen ziemlich zahlreiche, bis erbsengroße, ziemlich abgegrenzte Tuberkel. Leber, Milz, Nieren: o. B. Tier stark abgemagert. Mikroskopischer Befund: wie bei Tier Nr. 353.	+ + +
				Frischtiere II. Serie. Versuch Nr. 2.	
831	23. VI. bis 4. X. 30	18. IX. 30 $^1/_{55}$ mg Schr. M. i.v.	24. XI. 30	Lungen stark vergrößert, kaum noch normales Gewebe vorhanden. Das gesamte Gewebe durch große konfluierende Massen, die zum großen Teil käsig zerfallen sind, ersetzt. Nieren beiderseits von vielen Tuberkeln durchsetzt. Mikroskopischer Befund: Ganz stark ausgesprochene Tuberkulose, käsig pneumonisch, dazwischen aber doch indurierte Teile, mit nicht unerheblicher Bindegewebsbildung.	+ + + +
832	23. VI. bis 4. X. 30	18. IX. 30 $^1/_{55}$ mg Schr. M. i.v.	24. XI. 30	Lunge ums Doppelte vergrößert, fast kein normales Gewebe mehr vorhanden. Alles von großen konfluierenden Prozessen durchsetzt. Starke Nierentuberkel. Mikroskopischer Befund: wie bei Tier Nr. 831.	+ + + +

Tabelle 23 (Fortsetzung).

Nr.	Staub-inhalation	Infektion	Exitus	Pathologisch-anatomischer Befund	Tb.
835	23. VI. bis 4. X. 30	18. IX. 30 $^{1}/_{55}$ mg Schr. M. i.v.	24. XI. 30	Lunge ungefähr ums Doppelte vergrößert. Beiderseits von riesigen, konfluierenden, verkästen Tuberkeln durchsetzt. Beiderseits Nierentuberkel. Mikroskopischer Befund: Nicht ganz so stark ausgeprägte Veränderungen wie bei Nr. 831. Starke Bindegewebsentwicklung.	+ + +/ + + + +
854	21. VII. bis 4. X. 30	18. IX. 30 $^{1}/_{55}$ mg Schr. M. i.v.	24. XI. 30	Lungen beiderseits etwas vergrößert. Ganz von kleineren bis linsengroßen Tuberkeln durchsetzt. Wenig intaktes Gewebe. Ganz ausgesprochene Nierentuberkulose. Mikroskopischer Befund: wie bei Tier Nr. 835.	+ + +
994	4. IX. bis 15. XI. 30	5. XI. 30 $^{1}/_{55}$ mg Schr. M. i.v.	15. XII. 30	Beide Lungen übersät von kleinen bis linsenkorngroßen käsigen Tuberkeln. Starke Nierentuberkulose. Mikroskopischer Befund: Ziemlich gleichmäßig über die ganze Lunge verteilt Tuberkulo-Pneumonokoniose mit Bindegewebsentwicklung sowohl im Staubreaktionsgewebe wie im tuberkulösen Gewebe.	+ + +
Zugehörige Frischtierkontrollen siehe Tabelle 21 Versuch Nr. 2.					
Immuntiere Versuch Nr. 3.					
865	4. VIII. bis 15. XI. 30	8. VII. 30 In 3 × 25 Min. wurden 11 ccm versprayt von einer Aufschwemmung 255 mg Stamm 1376 in 40 ccm NaCl. 5. XI. 30 $^{1}/_{55}$ mg Schr. M. i.v.	15. XII. 30	Lungen etwas vergrößert. Beiderseits ganz dicht übersät von kleinen stecknadelkopfgroßen an den Oberlappen bis linsengroßen im Zentrum verkästen Knötchen. Vereinzelze Nierentuberkulose. Mikroskopischer Befund: Schwache Staubreaktions-Zellproliferationsprozesse mit Exsudation und Staubeinlagerung, darin verstreut einige abgekapselte Tuberkel.	+ +

Tabelle 23 (Fortsetzung).

Nr.	Staub-inhalation	Infektion	Exitus	Pathologisch-anatomischer Befund	Tb.
867	4. VIII. bis 15. XI. 30	8. VII. 30 In 3 × 25 Min. wurden 11 ccm versprayt von einer Aufschwemmung 255 mg Stamm 1376 in 40 ccm NaCl.	3. IX. 30	Lungen ungefähr ums Doppelte vergrößert, auf beiden Seiten von vielen kleineren und größeren, exsudativen, konfluierenden, tuberkulösen Prozessen durchsetzt. Beide Nieren von stecknadelkopfgroßen Tuberkeln durchsetzt. Mikroskopischer Befund: Ziemlich stark ausgeprägte Tuberkulose indurativer Form mit ziemlich starker Bindegewebsentwicklung.	+ +
869	4. VIII. bis 15. XI. 30	8. VII. 30 In 3 × 25 Min. wurden 11 ccm versprayt von einer Aufschwemmung 255 mg Stamm 1376 in 40 ccm NaCl. 5. XI. 30 $^{1}/_{55}$ mg Schr. M. i.v.	15. XII. 30	Lungen erheblich vergrößert. Rechts ein erbsengroßer zerfallener Tuberkel, im rechten Vorderlappen 6—7 bis linsengroße Tuberkel, daneben kleinere über der ganzen Lunge. Mikroskopischer Befund: wie bei Tier Nr. 865.	+ +
870	4. VIII. bis 15. XI. 30	8. VII. 30 In 3 × 25 Min. wurden 11 ccm versprayt von einer Aufschwemmung 255 mg Stamm 1376 in 40 ccm NaCl. 5. XI. 30 $^{1}/_{55}$ mg Schr. M. i.v.	15. XII. 30	Beide Lungen von überlinsengroßen, käsig zerfallenen Herden reichlich durchsetzt. Nierentuberkulose. Mikroskopischer Befund: wie bei Tier Nr. 865.	+ +/+ + ÷

Tabelle 23 (Fortsetzung).

Nr.	Staub-inhalation	Infektion	Exitus	Pathologisch-anatomischer Befund	Tb.
871	4. VIII. bis 15. XI. 30	5. VII. 30 In 3 × 25 Min. wurden 11 ccm versprayt von einer Aufschwemmung 255 mg Stamm 1376 in 40 ccm NaCl. 5. XI. 30 $^1/_{55}$ mg Schr. M. i.v.	15. XII. 30	Lungen von normaler Größe. Beiderseits von stecknadelkopfgroßen Tuberkeln durchsetzt, die in den Oberlappen bis linsengroß sind. Mikroskopischer Befund: wie bei Tier Nr. 865.	+/+ +
			Immuntierkontrollen.		
872	—	8. VII. 30 In 3 × 25 Min. wurden 11 ccm versprayt von einer Aufschwemmung 255 mg Stamm 1376 in 40 ccm NaCl. 5. XI. 30 $^1/_{55}$ mg Schr. M. i.v.	15. XII. 30	Lungen von normaler Größe. Auf beiden Seiten vereinzelte stecknadelkopfgroße Tuberkel. Im rechten Unterlappen außerdem vier linsengroße Tuberkel. Übrige Organe: o. B. Mikroskopischer Befund: Nur ganz vereinzelte Tuberkelknötchen indurativer Form festzustellen.	+
873	—	8. VII. 30 In 3 × 25 Min. wurden 11 ccm versprayt von einer Aufschwemmung 255 mg Stamm 1376 in 40 ccm NaCl. 5. XI. 30 $^1/_{55}$ mg Schr. M. i.v.	15. XII. 30	Lungen etwas vergrößert, von einzelnen zirkumskripten bis linsengroßen Tuberkeln durchsetzt. Rechte Niere ein Tuberkel. Mikroskopischer Befund: wie bei Tier Nr. 872.	+

Tabelle 23 (Fortsetzung).

Nr.	Staub-inhalation	Infektion	Exitus	Pathologisch-anatomischer Befund	Tb.
874	—	8. VII. 30 In 3 × 25 Min. wurden 11 ccm versprayt von einer Aufschwemmung 255 mg Stamm 1376 in 40 ccm NaCl. 5. XI. 30 $^1/_{55}$ mg Schr. M. i.v.	15. XII. 30	Befund wie bei Tier Nr. 873. Mikroskopischer Befund: An einigen zirkumskripten Stellen exsudativ pneumonisch tuberkulöse Prozesse, außerdem vereinzelte abgekapselte Tuberkel.	+
875	—	8. VII. 30 In 3 × 25 Min. wurden 11 ccm versprayt von einer Aufschwemmung 255 mg Stamm 1376 in 40 ccm NaCl. 5. XI. 30 $^1/_{55}$ mg Schr. M. i.v.	15. XII. 30	Beide Lungen von normaler Größe. Beiderseits besonders in den Oberlappen stecknadelkopfgroße Tuberkel. Mikroskopischer Befund: wie bei Tier Nr. 874.	+

Tabelle 24. Vergleichende Versuche über den Ablauf der Lungentuberkulose bei einzeitiger Infektion nach Staubinhalation.

Nr.	Staub-inhalation	Infektion	Exitus	Pathologisch-anatomischer Befund	Tb.
			Inhalation von Quarz-Schamotte-Staub-Berlin.		
893	10. XI. 30 bis 1. III. 31	19. II. 31 $^1/_{60}$ mg Schr. M. i.v.	16. III. 31	Mikroskopischer Befund: Zahlreiche, z. T. im Innern verkäste Tuberkel, daneben exsudativ zellproliferativ veränderte Staubreaktionsstellen mit intrazellulären Staubeinlagerungen. An einzelnen pneumonokoniotischen Stellen sind spindelförmige Bindegewebszellen und beginnende bindegewebige Induration festzustellen.	+ +/+ + +

Tabelle 24 (Fortsetzung).

Nr.	Staub-inhalation	Infektion	Exitus	Pathologisch-anatomischer Befund	Tb.
894	10. XI. 30 bis 1. III. 31	19. II. 31 $^1/_{60}$ mg Schr. M. i.v.	17. III. 31	Befund wie bei 893. Der käsige Zerfall der käsigen Tuberkel etwas ausgesprochener. Bindegewebsinduration, aber an vielen Stellen sehr deutlich.	+ + +
895	10. XI. 30 bis 1. III. 31	19. II. 31 $^1/_{60}$ mg Schr. M. i.v.	17. III. 31	Befund wie bei 893, deutliche Bindegewebsentwicklung.	+ +/+ + +
896	10. XI. 30 bis 1. III. 31	19. II. 31 $^1/_{60}$ mg Schr. M. i.v.	17. III. 31	Befund wie bei 893. Bindegewebsentwicklung schwächer.	+ + +
897	10. XI. 30 bis 1. III. 31	19. II 31 $^1/_{60}$ mg Schr. M. i.v.	17. III. 31	Mikroskopischer Befund: Exsudativ-pneumonische und tuberkulöse Veränderungen mit käsigem Zerfall. Keine allzu großen Staubeinlagerungen. An einzelnen Stellen wieder die typischen drüsenähnlichen Veränderungen. Schwache Bindegewebsentwicklung.	+ + +
899	10. XI. 30 bis 1. III. 31	19. II. 31 $^1/_{60}$ mg Schr. M. i.v.	17. III. 31	Mikroskopischer Befund: Zahlreiche verkäste Tuberkel, die in den Randzonen geringe Bindegewebsentwicklung zeigen, daneben Staubzellproliferationen mit schwachen exsudativen Veränderungen und mäßiger Staubeinlagerung in den Zellen.	+ + +

Tabelle 24 (Fortsetzung).

Nr.	Staub-inhalation	Infektion	Exitus	Pathologisch-anatomischer Befund	Tb.
				Frischtierkontrollen.	
1016	—	19. II. 31 $^{1}/_{60}$ mg Schr. M. i.v.	16. III. 31	Mikroskopisch sind große Teile der Lungen tuberkulös (exsudativ-pneumon.) verändert, zum Teil mit Zerfall, daneben kleinere Tuberkel.	+ + +
1017	—	19. II. 31 $^{1}/_{60}$ mg Schr. M. i.v.	17. III. 31	Mikroskopischer Befund: Große exsudativ-pneumon.-tuberkulöse Veränderungen mit Zerfall neben wenigen kleineren Tuberkeln.	+ + +
1018	—	19. II. 31 $^{1}/_{60}$ mg Schr. M. i.v.	17. III. 31	Mikroskopischer Befund: Große Teile der Lunge von tuberkulösen Prozessen durchsetzt, die exsudativ-pneumon. Charakter haben und starke Zerfallserscheinungen aufweisen.	+ + +/ + + + +
1019	—	19. II. 31 $^{1}/_{60}$ mg Schr. M. i.v.	17. III. 31	Befund der mikroskopischen Veränderungen wie bei 1016, nur ist die Zahl der kleineren Tuberkel etwas größer.	+ +/+ + +

ment (besonders bei Jötten u. Kortmann) machen konnten. Die größere Lungentuberkuloseungefährlichkeit liegt aber vielleicht hier an der ziemlich großen Beimengung von Al_2O_3, die bei den vier einzelnen Sorten zwischen 19,1 und 28 vH schwankt und die auch von Smith u. Collis, Mavrogordato u. a. verantwortlich gemacht wird für eine wesentliche Unschädlichmachung der sonst tuberkulosefördernden unlöslichen Kieselsäure. Vielleicht spielen aber hier noch andere Momente mit, die wir bis jetzt noch nicht kennen. Jedenfalls dürfte es zu weitgehend sein, wie wir es in unserer zweiten Mitteilung getan haben, zu sagen, daß die Lungengefährlichkeit eines Staubes von der Höhe seines Gehaltes an freier unlöslicher SiO_2 abhängig ist. Das ist jedenfalls bezüglich der Beförderung einer experimentellen Lungentuberkulose keineswegs der Fall, wie es uns diese Versuche mit vier Stäuben mit verhältnismäßig hohem SiO_2-Gehalt gezeigt haben. Die Tuberkulosen waren jedenfalls weniger ausgebreitet, mehr indurierenden und weniger exsudativen Charakters als die, die nach Inhalation von Porzellan- und Tonschiefergesteinstaub mit einem gleichgroßen oder gar geringerem Gehalt an freier kristallinischer SiO_2 hervorgerufen wurden, ganz entsprechend den Literaturberichten, die wir schon an anderer Stelle bezüglich des Tonschieferstaubes aus Gwyrfai (Wade) einerseits und des Ganister-fire-clay-(Quarzschamotte-) Staubes (Smith u. Collis) andererseits gebracht haben.

Aber soviel steht fest, daß Schamotte- und Quarzschamotte unserer Zusammensetzung betreffs der Lungentuberkuloseförderung nicht als ganz indifferent anzusehen sind, aber trotzdem haben sie sich als harmloser erwiesen als die von uns bearbeiteten Porzellane und Tonschieferstaube und sind (vg. Koelsch) nach diesen beiden und vor dem Kalkstein und Zement einzureihen.

Am Schlusse dieser großen und umfangreichen Versuchsserien drängt es mich, meinem langjährigen Mitarbeiter, Chefarzt Dr. Scharlau für seine Unterstützung bei der Anstellung der Versuche und der Auffindung der Literatur meinen besten Dank auszusprechen, den ich aber besonders ausdehnen möchte auf meine beiden unermüdlichen und fleißigen technischen Assistentinnen Fräulein Charlotte Francke und Annelis Knepper, die viele Tausende von Schnitten, Präparaten usw. angefertigt und mit mir durchgesehen haben.

IV. Schlußbetrachtungen.

Wenn wir nun am Schlusse unserer literarischen Erhebungen und Versuche die Ergebnisse durchmustern und miteinander vergleichen, die wir mit den Stauben von Kalkstein, Quarzschamotte, Schamotte, Thomasschlacke, Kühnschem Lungenpulver, Baumwolle und Blei erhalten haben, so ist bezüglich der Reaktionserscheinungen der täglichen Bestaubungen in den verschiedenen Kaninchenlungen eine weitgehende Übereinstimmung vorhanden. Nur die Bleistaubversuche lassen erheblich geringere Lungenveränderungen und eine viel schnellere Entstaubung erkennen, die wahrscheinlich auf die gute Löslichkeit des Bleistaubes in kohlensäurehaltigem Wasser zurückzuführen sind.

Die Veränderungen waren die üblichen, die auch früher schon Jötten u. Arnoldi bzw. Kortmann bei fast allen von ihnen geprüften Staubarten, mit Ausnahme des Kalkstaubes, gesehen und beschrieben haben. Graduell waren natürlich Unterschiede je nach der Gefährlichkeit des Gewerbestaubes zu erheben. Die stärksten Veränderungen hatten sie nach Stahlschleifstaub feststellen müssen, dann folgten die nach zwei Porzellanstaubarten mit höherem und mit niederem SiO_2- (aber höherem Al_2O_3)-Gehalt, zwischen denen die eines Tonschiefergesteinstaubes lagen. Viel weniger insentiv waren die Reaktionserscheinungen nach Zement-, Kohle-, Ruß- und Tabakstaubeinatmung, und fast reaktionslos waren die Inhalationen von Kalk-$Ca(OH)_2$-Staub verlaufen.

Bei den vorliegenden Stauben waren die Reaktionen, die der Quarzschamotte-, der Thomasschlacken- und Kalksteinstaub bedingten, nicht wesentlich erheblicher als die nach Zementstaubinhalation. Auch die Versuche in den praktischen Betrieben deckten sich weitgehend mit denen, die Jötten u. Kortmann im Zementwerk machen mußten und die jetzt auch wieder in der Textilfabrik mit Baumwollstaub gemacht werden konnten. Der hierbei untersuchte Baumwoll- und der gleichzeitig herangezogene Schamottestaub stehen ebenfalls wie der Zement, die Kohle und der Tabak nahe der Indifferenzzone, ohne aber den Anspruch der Lungenungefährlichkeit machen zu können, was wohl schon eher für die Bleiweißstaube gelten dürfte und besonders aber für den Kalkstaub, den Jötten u. Arnoldi weitgehend ungefährlich fanden.

Eine richtige Pneumonokoniose konnte ebenso wie früher mit keiner der bisher ausprobierten Staubarten auf experimentellem Wege erzielt werden. Etwas Bindegewebsentwicklung im staubveränderten Gewebe ließ sich vor allem wieder in den die längste Zeit dauernden Versuchen, besonders in den Betrieben selbst, mit Kalkstein- und Baumwollstaub und dann in den etwa 5 Monate dauernden Experimenten mit Quarzschamotte-, Schammotte- und Thomasschlackenstaub beobachten. Noch längere Zeit ausgedehnte Bestaubungen können ebenso wie bei den früher von Jötten u. Arnoldi bzw. Kortmann durchgeführten Versuchsreihen erst die Entscheidung bringen. Auch bezüglich der eventuellen Beförderung einer experimentellen Lungentuberkulose gilt dieselbe Abstufungsskala. Die jetzt zur Untersuchung und Beurteilung herangezogenen Gewerbestaubproben liegen, abgesehen von dem unschädlichen Bleiweißstaub, ebenso wie der Zementstaub nahe der Indifferenzzone, vielleicht sind nur der Quarzschamotte- und Schamottestaub als etwas weniger indifferent anzusehen. Sie haben sich aber in unseren Tierexperimenten, besonders in denen mit den spezifisch vorbehandelten sogenannten Immuntieren, als erheblich harmloser erwiesen als die früher bearbeiteten Porzellane und Tonschiefergesteinsstaube. Bei einigen dieser Versuchstiere ließen sich auch zum ersten Male wieder solche indurativ-tuberkulösen Veränderungen mit drüsenförmigen Alveolen beobachten, wie wir (Jötten u. Arnoldi) sie allerdings in noch ausgesprochenerem Maße bei den Porzellanstaub-Immuntieren beschreiben konnten. Vielleicht schon eine gewisse Andeutung einer experimentellen Tuberkulo-Pneumonokoniose. Andererseits hat sich der Thomaschlackenstaub als etwas günstiger bezüglich der Ausbreitung der experimentellen Lungentuberkulose erwiesen, was unseres Erachtens auf den hohen Ätzkalkgehalt (etwa 50 vH) zurückzuführen sein dürfte.

Und schließlich hat uns das Kühnsche Lungenpulver als Therapeutikum bei mehrmonatiger täglich 1 Stunde durchgeführter Inhalation enttäuscht insofern nämlich, als es bei exsudativen tuberkulösen Lungenprozessen versagte und bei Prozessen mit Neigung zur Induration bei längere Zeit fortgesetzter Bestaubung ebenfalls eine günstige Beeinflussung vermissen ließ. Die Ergebnisse waren erheblich weniger befriedigendere als die, die Jötten u. Arnoldi mit der ($Ca(OH)_2$)-Verstaubung erzielen konnten.

Die hier beschriebenen Unterschiede bezüglich der Lungengefährlichkeit waren mithin nicht sehr groß, trotzdem der Gehalt an freier kristallisierter SiO_2 besonders bei den Quarzschamotte- und Schamottestauben verhältnismäßig hoch (zwischen 57,74, und 77,3 vH) war, so daß man auf Grund anderer früherer und unserer Versuche und Beobachtungen eine erheblichere Schädigung des Lungengewebes und eine stärkere Ausbreitung der tuberkulösen Lungenprozesse hätte erwarten müssen. Besonders auffallend wirkten diese wider Erwarten günstig ausfallenden Experimente im Vergleich mit den Resultaten, die wir früher mit den verschiedenen Porzellan- und Tonschiefergesteinstaubproben mit zum Teil niedrigerem SiO_2-Gehalt hatten machen müssen. Es zeigt sich hier also, daß es nicht immer richtig ist, anzunehmen, daß eine Staubart um so gefährlicher ist, je mehr freie kristallisierte SiO_2 sie enthält. Die größere Lungentuberkuloseungefährlichkeit bei den Quarzschamotte- und Schamottestauben im Vergleich mit Porzellan- und Tonschiefergesteinstaub liegt wahrscheinlich an der ziemlich großen Beimengung von Al_2O_3, die bei unseren vier Staubproben zwischen 19,1 und 20 vH lag. Diese Beimengung von Ton (fire-clay u. a.) wird auch von Collis, Smith u. Collis, Mavrogordato u. a. verantwortlich gemacht für eine erhebliche Unschädlichmachung der sonst die pneumonokoniotischen und tuberkulösen Veränderungen fördernden unlöslichen

SiO_2. Anzunehmen ist aber außerdem, daß hierbei noch andere Momente mitspielen, die wir vorläufig noch nicht kennen und denen vielleicht eine wichtige Rolle zufällt beim Zustandekommen derartiger typischer Lungenprozesse.

Diese unsere anscheinend abweichenden Versuchsergebnisse werden aber gestützt durch Mitteilungen in der neueren englischen Literatur. Da sind einmal die Beobachtungen von Smith u. Collis an Arbeitern aus Ganister-Ton-Stein-Fabriken in Stirlingshire und Elland mit unterdurchschnittlichen Tuberkulosesterbeziffern und dann die von Heffernan zu erwähnen, der unter den Derbyshirer Steinarbeitern keine Silicosis und keine Tuberkulosehäufung fand, und zwar in solchen Betrieben, wo Ganisterbricks aus Sand mit 84 vH Quarz und Ton (fireclay) angefertigt wurden. Und ebenso konnte das Gegenteil entsprechend unseren Versuchsergebnissen mit dem Tonschiefergesteinstaub mit einem niedrigeren SiO_2-Gehalt aus der Literatur bei Wade gefunden werden. Er stellte nämlich in dem Gwyrfai District in Nordwales, wo ein ähnlicher Staub in der Slate-Industrie inhaliert wird, eine hohe Tuberkulosetodesziffer fest und ebenso das Vorkommen von Tuberkulo-Silicosisfällen. Somit findet der günstigere Ausfall unserer Tierversuche mit Quarzschamotte und Schamotte und nachträglich auch noch das schlechtere Ergebnis mit Tonschiefergesteinstaub eine Bestätigung durch Erfahrungen in der Praxis, die auch noch durch unsere eigenen Erhebungen und Feststellungen in den Mehlemer Betrieben verstärkt werden konnten. Im übrigen wird ja das ziemlich seltene Vorkommen von Lungentuberkulose und Tuberkulosilicose bei Schamottearbeitern von den meisten Forschern und Untersuchern zugegeben, und es fragt sich nur, ob nicht doch durch länger fortgesetzte Bestaubungen mehr oder weniger ausgeprägte Pneumonokoniosen gesetzt werden können, deren Vorkommen von Stetter u. a. beschrieben wird. Zur Klärung dieser Frage ist aber eine genaue Analyse des sogenannten Schamottestaubes unter besonderer Berücksichtigung der Litinskyschen Einteilung erforderlich.

Die Klärung derselben Frage (Silicosis?) dürfte auch noch beim Kalksteinstaub erforderlich sein, zumal man das Auftreten einer Pneumonokoniose bei genügend langer Inhalationszeit und stärkerer Staubentwicklung jetzt immer mehr für möglich hält, die aber wesentlich harmloser ist als die echte Silicosis aus Silikabetrieben und der Zementkoniose gleichkommt, die so gut wie keine Beschwerden macht. Diesen Befunden entsprechen auch die Experimentalergebnisse von Beattie, Gardner u. Dworski und Iszard.

Dieser Gleichstellung des Kalksteinstaubes mit dem Zement entsprechen unsere eigenen Versuchsergebnisse, die weiterhin auch die Lungentuberkuloseungefährlichkeit in Übereinstimmung mit fast allen diesbezüglichen Literaturangaben gebracht haben.

Infolgedessen dürfte auch der Kalksteinstaub sich viel eher zur Heranziehung bei dem Gesteinstaubsicherungs- bzw. Streuverfahren in den Grubenbetrieben eignen, zumal er den Anforderungen der Bergbehörde entsprochen haben soll, wie uns auf Anfrage von den Wicking-Werken-

Lengerich mitgeteilt worden ist, jedenfalls viel besser als der von uns untersuchte und in der Praxis verwandte Tonschiefergesteinstaub.

Im Gegensatz zu der Lungengefährlichkeitsskala von Vollrath und den Experimentalergebnissen von Lubenau und von Cesa Bianchi stehen unsere Befunde mit dem Thomasschlackenstaub, der im übrigen bezüglich der Förderung der Lungentuberkulose, wie wir früher zeigen konnten, von fast allen Forschern in Übereinstimmung mit K. B. Lehmann als nicht tuberkulosebefördernd angesprochen wird. Diese Ansicht dürfte auch die richtige sein und unsere diesbezüglichen Ergebnisse erklären, daß nämlich ebenso wie beim Zement der hohe CaO-Gehalt eine gute Löslichkeit des Staubes im Lungengewebssaft und damit eine baldige Entstaubung bedingt. Dazu kommt noch die günstige Beeinflussung der tuberkulösen Prozesse, wie wir sie namentlich bei den sogenannten Immuntieren beobachten konnten, ganz entsprechend den günstigen Lungentuberkuloseziffern, wie sie E. Beintker u. a. aus der Praxis berichtet haben.

Diese günstige Beeinflussung war bei unseren Versuchen mit dem Lungenpulver von Kühn im Gegensatz zum Autor selbst nicht festzustellen, was wir bei einem Gemisch von Kieselsäure, Kohle und etwas Fe_2O_3 und Ton auf Grund unserer früheren Erwägungen und Erfahrungen mit Kohle auch nicht anders erwartet hatten. Der Nutzen derartiger Einatmungen ist recht beschränkt, der Schaden, der unter Umständen durch zu lange Zeit und zu intensiv fortgesetzte Staubinhalationen gesetzt wird, aber um so größer.

Demgegenüber zeigten unsere Versuche bei den Bleiweißstaubarten „Cerussa" und „Sulfobleiweiß-Wilhelmsburg" keine Lungenschädigung infolge der guten Wasserlöslichkeit und auch keine Lungentuberkulosebeförderung in guter Übereinstimmung mit den neueren Erhebungen der englischen Statistiken aus den Jahren 1921—1923 auch bezüglich des Vorkommens von Lungentuberkulose und mit den Mitteilungen von Ickert und von Roos bezüglich des Fehlens von Pneumonokoniosen, einmal bei Bleihüttenarbeitern der Mansfeld AG. und dann bei Druckern. Die anderwärts mitgeteilten anders lautenden Befunde bei Buchdruckern, Malern usw dürften wohl nicht auf den Bleistaub als vielmehr auf die schon von Villaret herangezogenen begünstigenden Momente zurückzuführen sein, die in der ungenügenden Sauberkeit bezüglich des Auswurfs etwa vorhandener kranker Leute, im Vorhandensein prädisponierender Katarrhe und in der Vorliebe bestehen, daß z. B. der Beruf als Buchdrucker besonders von schwächlichen Leuten bevorzugt wird. Außerdem spricht für die Richtigkeit dieser Ansicht die Tatsache, daß mit Hebung des Buchdruckerstandes seit dem Jahre 1897 die Verminderung der Tuberkulosesterblichkeit schneller und in größerem Maße vor sich gegangen ist als bei der gleichaltrigen Bevölkerung des Deutschen Reiches (M. Hahn). Daß die in Bleibergwerken und Minen beschäftigten Bleiarbeiter schlechtere Ziffern aufweisen, braucht nicht wunderzunehmen, da die Bleiadern meist zwischen Quarzgestein verlaufen, dessen Staub natürlich zu einer Lungenschäsigung Anlaß geben muß.

Ebenso sind schließlich auch noch unsere Ergebnisse, die in den Betrieben der Baumwollpraxis mit mehrmonatiger Bestaubung erhoben werden konnten, zu deuten. Unsere experimentellen Ergebnisse stimmen bezüglich der Lungentuberkulose bei den Baumwolltextilern auch wieder mit den neueren Zahlen aus England (1921—1923) und den Mitteilungen der L.O.K., Merkel, Koelsch, Teleky, Collis, Middleton, Greenwood, Dearden, Hutton u. a. überein, während frühere Berichte eine geringere Häufung der Lungentuberkulosetodesfälle bei diesen Arbeitern erkennen ließen.

Diese schlechteren Ziffern werden aber nicht auf die Inhalation des Baumwollstaubes zurückzuführen sein, sondern wie schon Ickert richtig betont, auf andere Faktoren, die ebenso wie bei den früher von uns bearbeiteten Tabakarbeitern hauptsächlich in der körperlichen Minderwertigkeit dieser Arbeiter und dem Vorherrschen der weiblichen in drückenden sozialen Verhältnissen (vgl. Koelsch) und in tuberkulösen Infektionsquellen zu sehen sind. Natürlich wird man den Staub in den Vorbereitungs- und in den Kratzenräumen wegen der Beimengungen von SiO_2-haltigen Bestandteilen nicht als ganz indifferent ansehen dürfen, wenn bis jetzt auch noch keine Mitteilungen über richtige Staublungen bei den in solchen Räumen beschäftigten Arbeitern vorliegen. Man wird dort gegen eine zu starke Staubentwicklung Sorge tragen müssen, namentlich beim Reinigen der in Frage kommenden Maschinen, wobei es unter Umständen zur Aufwirbelung bedenklicher Staubmengen mit erheblicherer Beimengung von unlöslicher Kieselsäure kommen kann.

Diese Ergebnisse mit Baumwolltextil- und vorher mit Bleiweißstaub passen wieder gut zu unseren früheren Beobachtungen mit Tabakstaub. Sie lassen bei einem Vergleich mit den Mitteilungen der bis heute vorliegenden Literatur recht gut den bemerkenswerten Einfluß der sozialen Umweltsverhältnisse der Arbeiter auf das Zustandekommen der Lungentuberkulose erkennen, worauf ja schon früher von unserem Altmeister K. B. Lehmann mit Recht hingewiesen worden ist. Natürlich wird bei allen von uns bearbeiteten Staubarten auch noch die individuelle Disposition für Tuberkulose und Staublungenerkrankungen zu berücksichtigen sein, worauf Koelsch u. Kaestle und neuerdings auch W. Gerlach hingewiesen haben.

Auch diese Veröffentlichung dürfte unseres Erachtens aufs neue dargetan gaben, daß es trotz entgegenstehender Ansichten anderer Autoren mit dem Tierversuch möglich ist, die Gefährlichkeit der verschiedenen Gewerbestaubarten besonders bezüglich einer eventuellen Förderung der experimentellen Lungentuberkulose (bei Heranziehung vor allem von sogenannten Immuntieren) in großen Versuchsserien auszuwerten. Sie liefern Ergebnisse, die durchaus mit den statistischen Erfahrungen und Erhebungen der Praxis in Übereinstimmung zu bringen sind. Noch längere Zeit durchgeführte Bestaubungsversuche werden schließlich auch noch das Problem der Staublungenerkrankung (Silicosis) und der Staublungentuberkulose weiter fördern können.

Literaturverzeichnis.

Albrecht: Handbuch der praktischen Gewerbehygiene mit besonderer Berücksichtigung der Unfallverhütung. Berlin 1896.

Arens: Arch. f. Hyg. **21** (1910).

Arlidge: Spec. reprint. New yersey, London 1892 und Brit. med. J. **1876**, 14/10.

Badham: Studies in industrial Hygiene, Ser. I, Nr 13. Report of the Director General of public health **1924**. — Ders.: J. ind. Hyg. **1926, 1929**.

Barwise: Report on the prevalence of phthisis among quarry workers and miners, Derby country **1913**.

Bauer u. Gerbis: Entschädigungspflichtige Berufskrankheiten. In: Handbuch der ärztlichen Begutachtung von Liniger, Weichbrodt u. Fischer **1931**.

Beattie, J. M.: Dust diseases. J. State Med. **24**, Nr 2, 33 (1916).

Beintker, E.: Handbuch der sozialen Hygiene **2**, 629.

Bergstrand, H.: Virchows Arch. **278**, 647 (1930).

Blinkow, M. u. V. Löwensohn: Zbl. Hyg. **1929**, 19. Ref. Gig. Truda (russ.) **6**, 47—55 und deutsche Zusammenfassung 56 (1928).

Böhme: Briefliche Mitteilung.

Brezina, E.: Schriften aus dem Gesamtgebiet der Gewerbehygiene. H. 24, 135. — Ders.: Ebenda, N. F. H. 8. — Ders.: Ebenda, N. F. H. 24, 159.

Cesa Bianchi: Staubinhalation und Lungentuberkulose. Z. Hyg. **73** (1913).

Boulin, P.: Ann. Hyg. publ., N. s. **1926**, 412—418. Paris.

Chajes, B.: Grundriß der Berufskunde und Berufshygiene. 2. Aufl. Berlin 1929.

Coetsem, siehe bei Merkel.

Collis, E.: Royal Commission, Mines and Quarriers **1912—1914**. Milroy Lectures (1915). London: H. M. Stat. Off. 1919. 18. internat. Congr. of Med., London 1913. — Ders.: Proc. roy. Soc. Med. **11** (1918). — Ders.: J. ind. Hyg. **1923/24, 1926**. — Ders.: Trans. Ceram. Soc. **1928**, 161.

Collis, E. a. Greenwood: The health of Industr. Worker. London: J. a. A. Churchill 1917.

Collis, E. a. Smith: Rep. on the Manufact. of Silica Bricks. London: H. M. Office 1917.

Dailey, W. A.: Annual Report of the Health of Blackburn **1923**.

Dearden, W. F.: J. ind. Hyg. **9**, Nr 9, 371/401; Nr 10, 453—472; Nr 11, 488—502 (1927). — Ders.: Ebenda **9**, Nr. 9 u. 10, 371, 453 (1927).

Devoto, Luigi: Policlinico **1929**.

Dürck: Über Gewerbekrankheiten. Bayer. Ind.- u. Gewerbebl. **1898**, Nr 17.

Dworski, siehe Gardner.

Enderlen: Experimentelle Untersuchungen usw. Münch. med. Wschr. **1892**, Nr 49.

Engel: Staubeinatmung und Tuberkulose. Beih. z. Zbl. Gewerbehyg. Nr 2.

Erhardt u. Schlecht, siehe bei Mangelsdorf.

Eulenburg: Handbuch der Gewerbehygiene auf experimenteller Grundlage. Berlin 1876.

Flatzeck-Hofbauer: Zbl. Gewerbehyg. **1931**, H. 5.

Flury-Zernik: Schädliche Gase. Berlin: Julius Springer 1931. S. 241.

Froböse, V.: Zbl. Gewerbehyg. **15**, H. 5, 139—142 (1928).

Gardner: Amer. Rev. Tbc. **4** (1920).

Gardner u. Dworski: Ebenda **6**, Nr. 9 (Nov. 1922).

Gerlach: Arch. Gewerbepath. u. Gewerbehyg. **1** (1930).
Gottstein, A.: Statistik der Tuberkulose. In: Brauer, Schröder, Blumenfeld, Handbuch der Tuberkulose **1**, 549—558.
Greenburg: Publ. Health Rep. **1923** u. **1925**.
Greenwood, A.: Publ. Health **1906/07**, Nr 19, 201.

Hahn, M.: Handwörterbuch der sozialen Hygiene 175, 179.
Hasenklever u. Fleischer, siehe Villaret in Albrechts Handbuch der praktischen Gewerbehygiene.
Heffermann, P. A. B.: J. ind. Hyg. **8**, 484—489 (1926).
Heffernan, P. A. B. a. Green, F.: Ebenda **10**, Nr 8, 272—278 (1928).
Hirt: Krankheiten der Arbeiter **1**. Breslau 1871. Siehe Hirt u. Merkel, Handbuch der Hygiene und Gewerbekrankheiten. II. Teil. Leipzig 1882.
Hodgkinson, siehe Dearden.
Hoffman, F. L.: U. S. Bur. Labor Statistics. **1918**, Bull. Nr 231.
Hutton, R. N.: J. ind. Hyg. **10**, Nr 9, 297—304 (1928).

Ickert, F.: Staublunge und Staublungentuberkulose. Berlin: Julius Springer 1928. S. 55.
Iszard: J. ind. Hyg. **7**, 505 (1925).

Jötten, K. W.: Staublunge und Staublungentuberkulose. 15. Beih. z. Zbl. Gewerbehyg. **1929**. Berlin.
Jötten, K. W. u. Arnoldi: Gewerbestaub und Lungentuberkulose. Schriften aus dem Gesamtgebiet der Gewerbehygiene, N. F., H. 16. Berlin 1927.
Jötten, K. W. u. Kortmann: Dieselbe Schriftenreihe. Berlin 1929. H. 26.
Jötten, K. W. u. Pfannenstiel: Immunisierungsversuche gegen Tuberkulose bei Kaninchen. Z. Immun.forschg **70** (1931).
Jötten, K. W. u. Sartorius: Eine neue Staubbestimmungsapparatur. Zbl. Gewerbehyg. **1930**.
Jötten, K. W. u. Scharlau: Gewerbestaub und basophile Tüpfelung der roten Blutkörperchen. Ebenda **1931**.

Kaestle, K.: Über die Pneumonokoniose der Sandstein-, Kieselkreide-, Granit-, Muschelkalk- und Zementarbeiter. Fortschr. Röntgenstr. **38**, 1016 (1928).
Kober: Trans. Assoc. amer. Physicians **32**, 97 (1917).
Koelsch, F.: Handwörterbuch der sozialen Hygiene **1912**, 655. — Ders.: Zbl. Gewerbehyg. **1928**, 354. — Ders.: Ebenda **1913**. — Ders.: Arch. soz. Hyg. **6** (1911). — Ders.: Untersuchungen über die Staubgefährdung in Schamottefabriken (im Druck).
Koelsch, F. u. K. Kästle: Beih. z. Reichsarb.bl. **1929**, Nr 26.
Krumbhorn: Handbuch der praktischen Gewerbehygiene. Berlin 1896. S. 951 bis 953.

Landis, H. R. M.: J. ind. Hyg. **7**, Nr 1 (1925).
Lehmann, K. B.: Schriften aus dem Gebiet der Gewerbehygiene H. 11. Berlin 1925. — Ders.: Handbuch der Hygiene von Gruber, Rubner u. Ficker **4**.
Legge, T. R.: J. amer. med. Assoc. **81**, Nr 10 (1923); und siehe bei Smith u. Collis (Ganister makers and Silica brick makers **1912**).
Lewin, L.: Gifte und Vergiftungen. Berlin 1929. S. 296.
Litinsky, L.: Schamotte und Silika, ihre Eigenschaft, Verwendung und Prüfung. Leipzig: Spamer 1925.
Loch, W.: Zbl. Gewerbehyg. **1927**, 15.
Lochtkemper: Versuche zur Differentialdiagnose der Silikose usw. Arch.Gewerbepath u. Gewerbehyg. **1** (1930).
Lubenau: Experimentelle Staubinhalationserkrankungen der Lungen. Arch. f. Hyg. **63** (1907).

Mangelsdorf, E.: V. für öffentliche Gesundheitspflege **44**, 812/813.
May, W.: Beitr. Klin. Tbk. **74**, 433—451 (1930).
Merkel, siehe Hirt u. Merkel, Handbuch der Hygiene u. Gewerbekrankheiten. II. Teil. Leipzig 1882.
Middleton, E. L.: J. ind. Hyg. **2**, Nr 2, 433 (1921). — Ders.: Ebenda **8**, Nr 10,

436 (1926). — Ders.: Ebenda 8, 429—435 (1926). — Ders.: Ebenda **1**, **2** (1920, 1921). — Ders.: Annual Report of the chief inspector. London: H. M. Stat. Office 1926.

Morena Cobos u. Munera Morosoli: Bleistaublunge, Rev. españ. de tuberkulosis, Febr. 1931.

Nicholson, B. S.: J. ind. Hyg. **5**, Nr 6 (1923).

Ogle, siehe bei Wegmann, Arch. f. Hyg. **21**, 369 (1894).

Ollive, siehe Villaret in Albrechts Handbuch.

Pancoast, H. K. a. E. P. Pendergrass: Amer. J. Roentgenol. **14**, Nr 5, 381—423 (1925).

Pappenheim, siehe bei Dürck 1898.

Policard et Doubrow: Presse méd. **1929**, Nr 21, 337.

Prinzing: Handbuch der Medizinalstatistik, 2. Aufl., Arch. soz. Hyg. **12** (1917). **15** (1924).

Pohl, siehe Starkenstein, Rost u. Pohl.

Purdy, siehe F. Ickert: Staublunge und Staublungentuberkulose.

Rénon, siehe bei Selkirk.

Richter, siehe bei Hoffman: U. S. Dept. Labor. 1919, Preliminary Report.

Robertshaw, siehe bei Teleky: H. 7. Berlin 1928.

Roessle: Münch. med. Wschr. **61**, 756 (1914).

Roos, siehe F. Ickert, Staublunge und Staublungentuberkulose.

Rost, siehe Starkenstein, Rost und Pohl.

Saizew, siehe Silbernik.

Scharlau, B.: Arch. f. Hyg. **102**.

Schilling, siehe F. Ickert: Staublunge und Staublungentuberkulose.

Schlockow, siehe bei Iszard.

Schuler u. Burckhardt: Untersuchungen über die Gesundheitsverhältnisse der Fabrikbevölkerung in der Schweiz **1889**.

Schwarz u. Sieke: Klin. Wschr. **1928**, 1836/37.

Selkirk: Brit. med. J. **1908**, 1483.

Silbernik, A. u. M. Saizew: Gig. Truda (russ.) **1926**, Nr 9, 42—51.

Shaltock, S. G.: Proc. roy. Soc. Med. **8**, Nr. 9 (July 1914).

Shaltock, S. G. u. Collis: Rep. on the Manufact. of Silica bricks ... London: H. M. Stat. Office 1917.

Sleeswyk, J. G.: Pneumoconiosis. Report of 4. internat. Med. Congr. Amsterdam 1925. S. 478—485.

Smith, W. S., Ross, A. a. I. W. Fehnel: J. ind. Hyg. **11**, 37 (1929).

Smith, W. S. a. E. L. Collis: London: H. M. Stat. Office 1917.

Sommerfeld, Th.: Atlas der gewerblichen Gesundheitspflege **2**, 65, 77. — Ders.: siehe Albrechts Handbuch der praktischen Gewerbehygiene. Berlin 1896. — Ders.: Handbuch der Gewerbekrankheiten. Berlin 1898. — Ders.: Hyg. Rdsch. **1900**, Nr 13.

Starkenstein, Rost u. Pohl: Toxikologie. Berlin: Urban u. Schwarzenberg 1929.

Steiner, V.: Handbuch der praktischen Hygiene und Unfallverhütung. **1**. Wien 1908.

Sternberg, M.: Handbuch der sozialen Hygiene **2**, 492, 504.

Stetter: Brauers Beiträge zur Klinik der Tuberkulose **1931**.

Süßmann: siehe K. B. Lehmann.

Tatham, siehe Teleky.

Teleky: Arbeit und Gesundheit. Schriftenreihe z. Reichsgesdh.bl., Reichsarb.bl. **1928**, H. 7, 14. — Ders.: Handbuch der sozialen Hygiene **2**, 214.

Thackrah, L.: The effects of the principal arts ... Sec. ed. Leeds: Bainers a. Newson 1832.

Thiele, A.: Handbuch der sozialen Hygiene **2**, 504.

Thompson, W. G.: The occupational Diseases. London 1914. S. 413—419.

Thompson, W. G. u. D. K. Brundage: J. ind. Hyg. **1929**, Nr 8 — Dies.: U. S. Publ. Health Bull. Nr 176.

Thompson, W. G., Brundage, D. K., Russel, A. E. a. J. J. Bloomfield:

The health of workers in dusty Trades. I. Portl. Cement Washington. Publ. Health, Bull. Nr. 176 (1928).

Ullmann: Enzyklopädie der technischen Chemie. Berlin-Wien 1916.

Vollrath: Beitr. Klin. Tbk. **47**, 237 (1921).

Villaret, siehe Albrechts Handbuch der praktischen Gewerbehygiene. Berlin 1896.

Wade, T. W.: Reports on public health and med. subject. Nr. 38. London: H. M. Stat. Office 1927.

Wegmann, H.: Arch. f. Hyg. **21**, 392/393, 401/402 (1894).

Winslow, C. A. E.: J. amer. Assoc. **85** (1925).

Winslow, C. A. E. a. Greenburg: J. ind. Hyg. **2**, Nr 9 (1921).

Wolff, G.: Kalkstaub und Tuberkulose. Berlin: Kalkverlag G. m. b. H. 1925.

London: H. M. Stat. Office 1927: The Registrar-Generals Decennual Supplement, England and Wales 1921—23. Part II. Occupational Mortality, Fertility and Infant Mortality.

Schriften aus dem Gesamtgebiet der Gewerbehygiene. Herausgegeben von der Deutschen Gesellschaft für Gewerbehygiene in Frankfurt a. M., Platz der Republik 49.

Heft 11: **Die deutsche Bleifarbenindustrie vom Standpunkt der Hygiene.** Nach eigenen Untersuchungen 1921—1922. Von Geh. Hofrat Professor Dr. **K. B. Lehmann,** Direktor des Hyg. Inst. Würzburg. VI, 95 Seiten. 1925. RM 3.90

Heft 12: **Theophrastus von Hohenheim genannt Paracelsus. Von der Bergsucht und anderen Bergkrankheiten.** Bearbeitet von Prof. Dr. **Franz Koelsch,** Ministerialrat, München. Mit 1 Bildnis. VI, 70 Seiten. 1925. RM 4.80

Heft 13: **Über die Gesundheitsgefährdung bei der Verarbeitung von metallischem Blei** mit besonderer Berücksichtigung der Bleilöterei. Von Dr. med. **Hans Engel,** Berlin. IV, 40 Seiten. 1925. RM 2.70

Heft 14: **Was muß der Arzt von der neuen Verordnung über die Einbeziehung der Berufskrankheiten in die Unfallversicherung wissen und welche Pflichten ergeben sich für ihn daraus?** Versicherungsrechtliche und ärztliche Hinweise. Unter Mitarbeit von Professor Dr. Hayo Bruns, Gelsenkirchen, Geh. Sanitätsrat Dr. Cramer, Cottbus, Dr. Martius, Berlin, Ministerialrat Professor Dr. Thiele, Dresden, herausgegeben von den **Fabrikärzten der chemischen Industrie.** Mit 6 Abbildungen im Text und 1 Spektraltafel. IV, 72 S. 1925. RM 4.50

Heft 15: **Die deutsche Fabrikpflegerin.** Von Dr. **Ludwig Schmidt-Kehl,** Assistent am Hygienischen Institut der Universität Würzburg. 31 Seiten. 1926. RM 1.80

Heft 16: **Gewerbestaub und Lungentuberkulose** (Stahl-, Porzellan-, Kohle-, Kalkstaub und Ruß). Eine literarische und experimentelle Studie von Professor Dr. med. **K. W. Jötten,** Münster i. W., und Dr. med. **W. Arnoldi,** Münster i. W. Mit 105 Abbildungen. VI, 256 Seiten. 1927. RM 27.—

Heft 17: **Die Staublungenerkrankung (Pneumonokoniose) der Sandsteinarbeiter.** Von Professor Dr. **A. Thiele,** Ministerialrat, Dresden, und Stadtmedizinalrat Dr. **E. Saupe,** Dresden. Mit 22 Abbildungen. III, 69 Seiten. 1927. RM 6.90

Heft 18: **Die Beseitigung der beim Tauch- und Spritzlackieren entstehenden Dämpfe.** Bearbeitet von Oberregierungs- und -gewerberat **Wenzel,** Oberingenieur **Alvensleben** u. Gewerberat a. D. Dr. **Witt,** Berlin. Zweite, neubearbeitete und ergänzte Auflage. Mit 36 Abbildungen. V, 47 Seiten. 1930. RM 3.90

Heft 19: **Ergographische Studien über die Funktion der Handstrecker bei Arbeitern verschiedener Bleigefährdung.** Zugleich ein Beitrag zur Frage der Vergleichsmöglichkeit ergographischer Untersuchungen symmetrischer Muskelgruppen. Von Dr. med. **Carl E. Albrecht,** Bremen. Mit 20 Abbildungen. III, 62 Seiten. 1928. RM 6.—

Heft 20: **Gewerbliche Augenschädigungen und ihre Verhütung.** Von Dr. med. **O. Thies,** Augenarzt in Dessau. Mit 35 Abb. IV, 43 S. 1928. RM 4.80

Heft 21: **Das Sandstrahlgebläse** unter besonderer Berücksichtigung der Maßnahmen zur Vermeidung von Schädigungen bei seiner Verwendung. Unter Mitwirkung von Reichsbahnrat E. Lehmann, Nied a. Main, Gewerberat W. Vogel, Halberstadt, bearbeitet von Oberregierungsgewerberat a. D. **K. R. Maukisch,** Leipzig, und Oberingenieur **H. Sperk,** Leipzig. Mit 44 Abbildungen. V, 46 Seiten. 1928. RM 5.70

Heft 22: **Die Aschebeseitigung in Großkesselanlagen.** Unter Mitwirkung von Regierungs- und Gewerberat A. Pasch, Gumbinnen, Gewerberat D. Andresen, Berlin, Oberingenieur M. Schimpf, Essen, nebst Beiträgen von Gewerberat F. Budde, Bitterfeld, und Gewerberat Dr. A. Rosebrock, Köln, bearbeitet von **A. Rühl,** Ministerialrat, und **R. Schulte,** Direktor des Dampfkesselüberwachungsvereins der Zechen im Oberbergamtsbezirk Essen. Mit 23 Abbildungen. V, 46 Seiten. 1928. RM 4.80

Heft 23: **Das Tiefdruckverfahren** unter besonderer Berücksichtigung der Maßnahmen zur Vermeidung von Schädigungen bei seiner Verwendung. Bearbeitet von Dr. **R. Krug,** Halle-Ammendorf, Dipl.-Ing. **Fr. Rothe,** Direktor der Deutschen Buchdrucker-Berufsgenossenschaft, Leipzig, und **J. Wenzel,** Oberregierungs- und -gewerberat, Berlin. Zweite, neubearbeitete und ergänzte Auflage. Mit 21 Abbildungen. VI, 35 Seiten. 1930. RM 3.60

Heft 24: **Internationale Übersicht über Gewerbekrankheiten** nach den Berichten der Gewerbeaufsichtsbehörden der Kulturländer über die Jahre 1920—1926. Bearbeitet von Prof. Dr. **Ernst Brezina,** Wien. VI, 205 Seiten. 1929. RM 12.—